Brigitte Schüler
Altersabhängige Makuladegeneration

NATURHEILKUNDE FUNDIERT

Brigitte Schüler

Altersabhängige Makuladegeneration

Naturheilkundliche Hilfe zur Vorbeugung und Behandlung

3. Auflage

KVC | VERLAG

KVC Verlag
NATUR UND MEDIZIN e. V.
Am Deimelsberg 36, 45276 Essen
Tel.: (0201) 56305 70
Fax: (0201) 56305 60
www.kvc-verlag.de

Schüler, Brigitte
Altersabhängige Makuladegeneration
Naturheilkundliche Hilfe zur Vorbeugung und Behandlung

Wichtiger Hinweis: Für Angaben über Dosierungsanweisungen und Applikationsformen kann vom Verlag keine Gewähr übernommen werden. Jede Dosierung oder Applikation erfolgt auf eigene Gefahr des Benutzers. Geschützte Warennamen werden nicht besonders kenntlich gemacht.

ISBN 978-3-945159-85-6

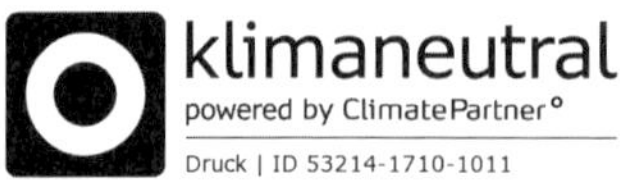

Umschlaggestaltung: eye-d Designbüro, Essen
Druck: Margreff Druck und Medien, Essen

Geleitwort

Die verbesserten Lebensbedingungen in den Industrieländern und eine hervorragende Medizin haben dazu geführt, dass immer mehr Menschen die Chance haben, immer älter zu werden. Da wird dann gerne verdrängt, dass dieser Vorteil auch seine Schattenseite hat und der alternde Körper Probleme mit sich bringt. So hat die Zahl der Patienten mit der altersabhängigen Degeneration der Netzhautmitte (Altersabhängige Makuladegeneration = AMD) dramatisch zugenommen, und die AMD entwickelt sich zu einem privaten und gesellschaftsrelevanten Problem. Da man die Mechanismen des Alterungsprozesses der Netzhautmitte im Auge noch nicht genau versteht, kann man auch bisher keine echte Prophylaxe betreiben, um davor verschont zu bleiben. Erst wenn die ersten Anzeichen erkennbar werden, kann und sollte man handeln. Welche Möglichkeiten der Therapie es für die verschiedenen Stadien und Verlaufsformen dieser Alterserkrankung gibt, wird in diesem Buch ausführlich dargestellt.

Dabei werden erst die schulmedizinischen Therapieformen – deren Erfolge zugegebenermaßen recht bescheiden sind – erläutert und dann die vielen Angebote der Komplementärmedizin und der Naturheilkunde vorgestellt. Gerade letztere Therapiemöglichkeiten werden von der klassischen Schulmedizin nicht ausreichend genutzt und gewürdigt.

Es ist ein großes Verdienst dieses Buches, betroffene Patienten umfassend zu informieren und ihnen Hoffnung zu machen, mit ihrer lebensverändernden Sehstörung leben zu lernen, auch wenn es derzeit noch keine echte Heilung gibt. So betont Frau Schüler auch immer wieder, dass die naturheilkundlichen Therapien einen schützenden oder aufschiebenden Effekt haben, den man unbedingt nutzen sollte.

Dieses Buch ist eine große Bereicherung, denn eine vergleichbare Publikation für betroffene Patienten gibt es derzeit nicht. So ist denn diesem Buch ein entsprechender Erfolg zu wünschen.

Prof. Dr. med. Ilse Strempel

Vorwort zur 3. Auflage

Liebe Leserinnen und Leser, liebe Betroffene,

als Augenarzt in Deutschland ist man in seinem ärztlichen Handeln an „Leitlinien“ gebunden, das sind regelmäßig aktualisierte, von Expertengremien beschlossene Therapierichtlinien.

Dort heißt es zum Thema Makuladegeneration: „Die AMD ist die häufigste Ursache für eine erhebliche Minderung des zentralen Sehvermögens in den westlichen Industrieländern. Sie ist in Deutschland die häufigste Ursache für den Bezug von Blindengeld. Bei der Mehrzahl der von AMD Betroffenen bis zum 70. Lebensjahr handelt es sich um ein Frühstadium.“

Als Empfehlung wird dort weiterhin angegeben: „Rechtzeitige Erkennung und Therapie behandlungsbedürftiger Stadien durch präventive Untersuchung der Makula in der Bevölkerung ab dem 55. Lebensjahr“ (Leitlinie Nr. 21 AMD, 2015; http://augeninfo.de/leit/leit21.pdf).

Die steigenden Zahlen von Neuerkrankungen und die aus meiner Sicht als nunmehr 20 Jahre niedergelassene Augenärztin immer jünger werdenden Erkrankten sprechen weiterhin absolut für die gesellschaftspolitische Relevanz und Aktualität dieses Themas. Interessant ist in diesem Zusammenhang die aktuelle Einteilung der AMD mit ersten, beginnenden Stadien, die seitens der konventionellen Medizin als Normalzustand eingestuft werden. Aus konventioneller Sicht bestehen also noch keine Probleme, und somit wird auch keine Therapie empfohlen.

Aus der Sicht der **Komplementärmedizin*** aber ist dies der optimale Moment, den Zustand des Stoffwechsels aus präventiver Sicht heraus zu hinterfragen und, wenn nötig, durch naturheilkundliche Therapie zu verbessern.

*** Komplementärmedizin**

Unter dem Begriff Komplementärmedizin werden zahlreiche Fachgebiete der unkonventionellen oder Naturheilmedizin zusammengefasst. Zu ihnen zählen z. B. Homöopathie, Akupunktur, Traditionelle Chinesische Medizin, Ayurveda etc. Ein eigenes Gebiet bilden die **Naturheilverfahren** mit den fünf Säulen Pflanzenheilkunde, Bewegungstherapie, Hydro- und Thermotherapie, Ernährungstherapie und Ordnungstherapie.

Komplementärmedizin oder komplementäre Medizin meint eine Heilweise, die die Schul- oder konventionelle Medizin in vielerlei Hinsicht ergänzt oder auch ersetzt. Die Komplementärmedizin unterscheidet sich weiterhin insofern von der Schulmedizin, als sie den Menschen ganzheitlich betrachtet.

Ursachen für Erkrankungen werden also nicht nur im erkrankten Organ selbst (wie oft in der Schulmedizin) gesucht, sondern der Mensch wird als Ganzes mit allen möglichen Einflüssen betrachtet.
Die therapeutischen Ansätze der Komplementärmedizin entstammen überwiegend sanften, natürlichen Methoden. Pharmakologische Nebenwirkungen von Medikamenten, wie man es vom schulmedizinischen Ansatz her kennt, sind der Komplementärmedizin meist fremd.
In diesem Buch wird viel von Komplementärmedizin und Naturheilkunde oder ganzheitlicher Medizin die Rede sein. Für die Schulmedizin wird auch der Ausdruck „konventionelle Medizin" verwendet.

In der konventionellen Medizin wurde in den vergangenen Jahren bis zur aktuellen Neuauflage dieses Buches der bisherige therapeutische Ansatz der feuchten Makuladegeneration leider nur wenig weiterentwickelt. Neuerungen zu den bisher bekannten und zuvor beschriebenen Therapiekonzepten bestehen nur in einer zeitlichen Variation der Anwendung und darin, dass pharmakologische Eigenschaften von bereits eingesetzten Medikamenten verändert wurden, damit ihre Wirkung möglichst verstärkt wird. Einige neue medikamentöse Ansätze werden derzeit in Studien erprobt, sowohl für die trockene, als auch für die feuchte Makuladegeneration.

Parallel dazu werden leider mit der zunehmenden Zeit der Anwendung von VEGF-Blocker-Injektionen ins Auge auch langfristige Nebenwirkungen und Gefahren dieser Therapien sichtbar.

Viele der hier erwähnten naturheilkundlichen Ansätze sind in der Lage, die trockene AMD zu verbessern oder zumindest eine Verschlechterung der Erkrankung aufzuhalten. Besonders wichtig ist es, frühzeitig mit der Therapie zu beginnen, so dass ein Übergang der anfänglichen trockenen AMD in die späte feuchte Form möglichst lange verhindert werden kann.

Der vor genau zehn Jahren erstmals an dieser Stelle empfohlene ganzheitliche Ansatz der Therapie der Makuladegeneration zielt auf Entschlackung, Stoffwechseloptimierung, auf die Reduktion von entzündungsfördernden Substanzen und damit auf nervenstärkende und durchblutungsfördernde Wirkung ab. Er ist daher weiterhin so aktuell wie noch nie!

Mit den besten Wünschen für Ihre Gesundheit.
Brigitte Schüler

Inhalt

Teil II: Konventionelle Diagnostik und Therapie

Anhang

Über den Aufbau des Buches

Das vorliegende Buch wurde für Laien geschrieben und möchte für jedermann verständlich sein. Fachausdrücke wurden daher im Text möglichst ausführlich erklärt oder können im Wörterbuch im Anhang nachgelesen werden. Wissenschaftliche Veröffentlichungen werden am Ende des Buches nach Kapiteln aufgeteilt genannt, im laufenden Text würden sie verwirren.

Das Buch gliedert sich in vier Abschnitte. In Teil 1 werden allgemeine Informationen zum Auge und zum Krankheitsbild der Makuladegeneration besprochen. Dieser Abschnitt ist sehr ausführlich gehalten. Es empfiehlt sich, ihn genau zu lesen. Denn ohne diese Informationen wird es Ihnen später schwerfallen, die Therapieansätze zu verstehen. Teil 2 befasst sich mit der konventionellen und Teil 3 mit der ganzheitlichen Diagnostik und Therapie der Erkrankung. In Teil 4 finden sich abschließende Anmerkungen und allgemeine Ratschläge zum Krankheitsbild. Im Anhang findet der interessierte Leser weiterführende Literatur, hierunter Buchempfehlungen und wissenschaftliche Studien.

Da sich das Werk besonders an Betroffene richtet, haben wir uns bemüht, die Schrift so groß wie möglich zu wählen. Wir hoffen, dass hierdurch der Leserkreis zumindest um mittelgradig Erkrankte erweitert werden kann.

Einleitung

Die **Altersabhängige** **M**akula**d**egeneration, kurz **AMD**, ist in den Industrieländern mit ihrer hohen Lebenserwartung die Hauptursache für eine **Erblindung*** jenseits des 65. Lebensjahres. Die Häufigkeit steigt mit zunehmendem Alter stark an. Im Durchschnitt sind in der Altersgruppe von 65 bis 74 Jahren ca. 20 % und in der Gruppe von 75 bis 84 Jahren bereits 35 % betroffen.

Zunehmendes Alter, hohe Belastung der Augen durch Sonnenlicht, Rauchen und Bluthochdruck sind die wichtigsten Risikofaktoren für eine Makuladegeneration. Aber auch eine Mangelernährung oder vererbungsbedingte Faktoren werden für die Entstehung der Erkrankung verantwortlich gemacht.

*** Erblindung oder Blindheit**
Man unterscheidet zwischen der völligen Blindheit, bei welcher kein Licht mehr wahrgenommen werden kann, und der hier gemeinten „praktischen Blindheit" (Blindheit im Sinne des Gesetzes). Dabei ist die Sehschärfe so weit herabgesetzt, dass sich der Betroffene in einer ihm wenig vertrauten Umgebung nicht zurechtfinden kann.

Derzeit leiden etwa dreieinhalb Millionen Deutsche an der Altersblindheit, und jedes Jahr kommen rund

60.000 Neuerkrankungen hinzu. Weltweit sind mehr als 30 Millionen Menschen betroffen, mit deutlich steigender Tendenz.

Für den älter werdenden Menschen gewinnt das Sinnesorgan Auge immer mehr an Bedeutung. In einem Lebensabschnitt, in dem die Gelenke nicht mehr schmerzfrei funktionieren, der Gehörsinn zunehmend schwindet und die sozialen Kontakte abnehmen, werden an das Sehen gekoppelte Tätigkeiten wie beispielsweise Fernsehen und Lesen oder Handarbeiten immer wichtiger. Eine schleichend einsetzende Altersabhängige Makuladegeneration trägt in dieser Situation oft zusätzlich zu Isolation und Vereinsamung bei.

Dies alles sind Gründe genug, sich frühzeitig um eine Vorsorge zu kümmern, damit dieser gefürchteten Krankheit Einhalt geboten werden kann – gerade in einer gesundheitspolitischen Situation, in der bei abnehmender Leistung der Krankenkassen immer größere Eigenverantwortung durch den Patienten gefordert wird.

Die konventionelle Medizin bietet derzeit nur sehr wenige Ansätze zur Vorsorge oder zur Behandlung der Frühstadien der Makuladegeneration. Mit naturheilkundlichen Methoden aber ist eine effektive rechtzeitige Prophylaxe möglich, und diese Hilfe zur Selbsthilfe soll das vorliegende Buch vermitteln.

In diesem Buch werden die unterschiedlichen Möglichkeiten der Komplementärmedizin besprochen, die bei der Altersabhängigen Makuladegeneration (AMD) entweder in Frühstadien der Erkrankung oder im fortgeschrittenen Stadium – auch als Ergänzung zur konventionellen Therapie – eingesetzt werden können.

Die naturheilkundliche Therapie mit all ihren Möglichkeiten stellt eine ernstzunehmende Alternative dar, falls nicht – wie in ausgewählten Fällen – die konventionelle Medizin durch **invasive Maßnahmen*** (z. B. Laserbehandlungen, Operation, Einspritzung von Medikamenten ins Auge) bessere Erfolge erzielen kann. In vielen Fällen können naturheilkundliche Maßnahmen auch parallel zur konventionellen Therapie angewandt werden.

Dieses Buch behandelt die Altersabhängige Makuladegeneration. Makuladegeneration anderer Ursachen, beispielsweise durch hohe Kurzsichtigkeit oder durch die Nebenwirkungen von Medikamenten (Rheumamittel, manche Psychopharmaka) werden hier nicht besprochen. Solche Schädigungen der Makula unterscheiden sich in ihrer Entstehungsweise von der AMD, so dass die im Folgenden geschilderten Therapieansätze nicht ohne weiteres auf sie übertragbar sind. Die Komplementärmedizin bietet zwar auch hier Möglich-

keiten der Unterstützung, die Wahl der passenden Methode muss aber immer für den Einzelfall erwogen werden.

* **Invasive Behandlungsmethoden** sind mit einem Eingriff in den Körper und damit mit einem Risiko verbunden.

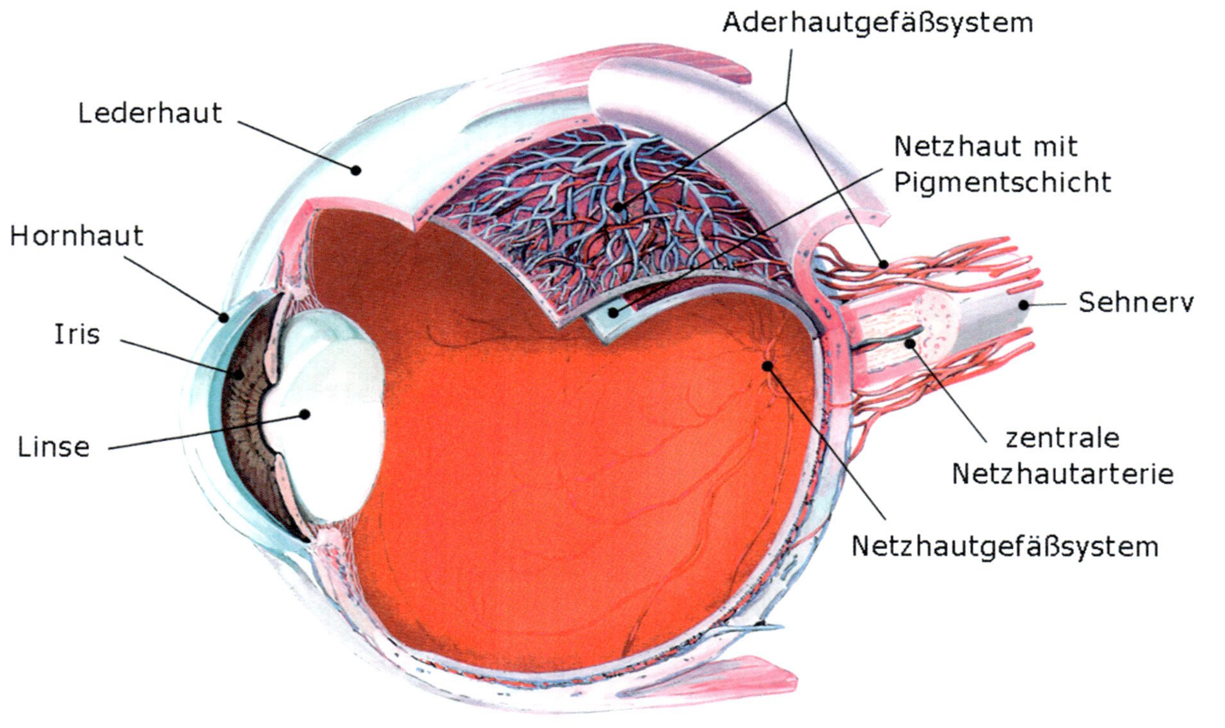

Abbildung 1: Aufbau des Auges

Kapitel 1: Die gesunde Netzhaut – Fakten und Zusammenhänge

In den folgenden Kapiteln werden der Aufbau des Auges und die anatomischen Grundlagen für die Entstehung einer Makuladegeneration erörtert. Es empfiehlt sich, diese teilweise sehr speziellen Kapitel in Ruhe zu lesen und die dazugehörigen Abbildungen genau zu studieren, denn die komplexen Zusammenhänge sind wichtig für das Verständnis der vorgestellten Therapieansätze.

Aufbau des Auges und der Makula

Die einzelnen Abschnitte des Auges sind in Abbildung 1 dargestellt. Das Auge ist außen von einer weißen, derben Schicht, der Lederhaut, umgeben. Im vorderen Bereich des Auges geht sie in die klare Hornhaut über. Hornhaut, Regenbogenhaut (Iris) und Linse bilden den vorderen Augenabschnitt. Hier wird das einfallende Licht gebrochen, bevor es in den hinteren Augenabschnitt eintritt.

Das Auge ist ein kugelförmiges Hohlorgan, das von innen wie mit einer Tapete durch die Netzhaut und die

Aderhaut ausgekleidet ist. Die Netzhaut wird von außen durch die Aderhaut und von innen durch das Netzhautgefäßsystem mit Blut versorgt. Aderhaut und Netzhautgefäßsystem werden von kräftigen Adern gespeist, die über den Sehnerv von hinten an das Auge herantreten. Der Sehnerv ist ein Bündel von Nervenfasern, das die Sehinformation zum Gehirn weiterleitet. Im Gehirn schließlich wird das Gesehene ausgewertet; erst dort entsteht die eigentliche Sehinformation.

Das Auge ist im Prinzip wie eine Kamera aufgebaut. Die einfallenden Lichtstrahlen werden durch die Linse gebündelt und auf die Netzhaut geworfen:

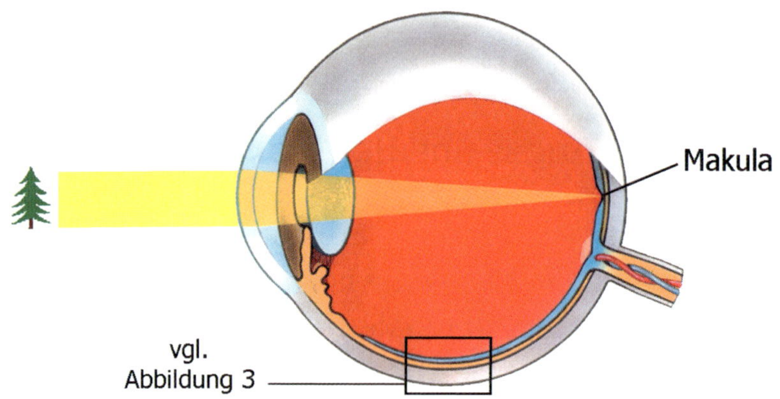

Abbildung 2: Beim Betrachten eines Gegenstandes, z. B. eines Baumes, werden die vom Gegenstand ausgehenden Lichtstrahlen durch die klare Hornhaut zur Linse geleitet. Dort werden die Strahlen gebündelt und fallen auf die Stelle des schärfsten Sehens, die Makula. Abbildung 3 zeigt eine Vergrößerung des markierten Ausschnittes.

Die Linse entspräche bei der Kamera dem Objektiv, die Netzhaut dem Film. Dieser Vergleich kann aber nur annähernd verdeutlichen, wie das Auge funktioniert, denn im Detail ist unser Sehorgan viel komplizierter aufgebaut, und keine Kamera kann diese Perfektion erreichen.

Die Netzhaut besteht aus vielen Lagen von unterschiedlichen Nervenzellenarten (Abbildung 3). Jede Art dieser Nervenzellen hat spezielle Aufgaben.

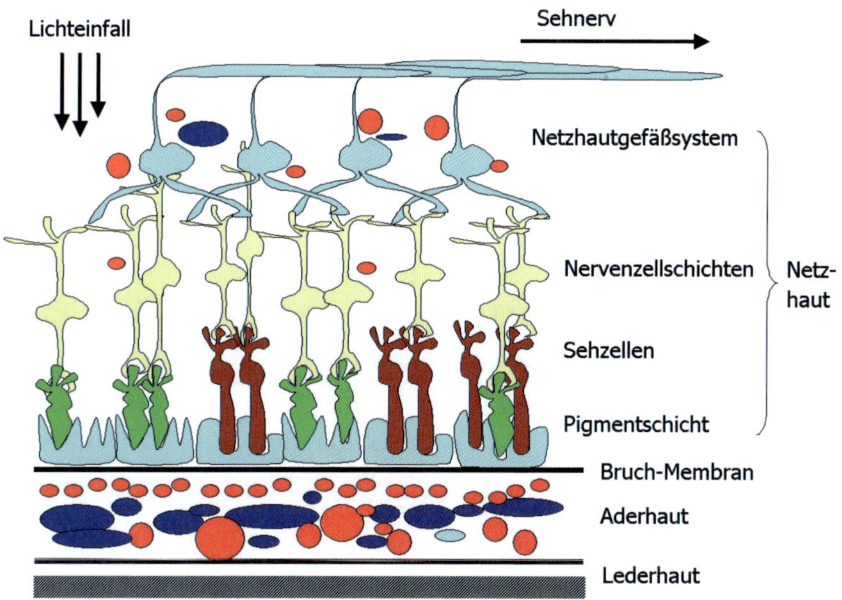

Abbildung 3: Schematische Darstellung (vereinfacht) der verschiedenen Schichten der Augenhülle mit Netzhaut, Aderhaut und Lederhaut (vergrößerter Ausschnitt des Kastens aus Abb. 2).

Die eigentlichen Sehzellen (Photorezeptoren) sind für die **Lichtwahrnehmung*** zuständig. Die darüberliegenden Nervenzellschichten werten die aufgenommene optische Information bereits in ersten Schritten aus. Ihre langen Fortsätze, die Nervenfasern, werden im Sehnerv gebündelt und verlaufen weiter in das Gehirn. Dort findet die endgültige Informationsverarbeitung statt (Bildentstehung und -verarbeitung).

*** Lichtwahrnehmung**

Elektromagnetische Strahlung, deren Wellenlänge zwischen 400 und 750 Nanometer liegt, nehmen wir als Licht wahr. Die für uns wichtigste Lichtquelle ist die Sonne. Im farbigen Lichtfächer eines Regenbogens ist das gelblichweiße Sonnenlicht in seine so genannten spektralen Lichtanteile zerlegt. Dabei erscheint uns der langwellige Teil des Lichtes rot, der kurzwellige blauviolett, dazwischen liegen bekanntlich alle farblichen Abstufungen des Regenbogens. Je kurzwelliger das Licht, umso energiereicher ist es. Die Makula kann besonders durch den kurzwelligen, blauen Anteil des Lichtes geschädigt werden.

Quellen für vorwiegend blaue Spektralanteile sind beispielsweise Xenonlampen (Autoscheinwerfer), Computerbildschirme und Energiesparlampen.

Die Makula, vollständig Makula lutea genannt (lateinisch für „gelber Fleck“, Abbildung 4), ist der zentrale Teil der Netzhaut des Auges, auf dem alle Bilder, die besonders scharf erkannt werden sollen, abgebildet werden. Sie hat einen Durchmesser von nur 5 Millimetern. Hier sind Seh- und Nervenzellen außerordentlich dicht angeordnet.

Man unterscheidet die Nervenzellen, die für die Verkabelung untereinander und für die Informationsleitung zum Gehirn zuständig sind, von den eigentlichen Sehzellen (Photorezeptoren). Letztere nehmen die Information des einfallenden Lichtes auf und wandeln sie durch chemische Prozesse in elektrische Impulse um – ein sehr energieaufwendiger Prozess. Man nennt sie auch Stäbchen und Zapfen, je nach Lage und Funktion.

Die Stäbchen sind mehr in der Peripherie der Netzhaut angeordnet und für das Schwarzweißsehen, die Helligkeitswahrnehmung und das umgebende Gesichtsfeld verantwortlich. Sie übernehmen beispielsweise nachts, wenn die Farbwahrnehmung deutlich absinkt, die Sehfunktion („nachts sind alle Katzen grau“).

Die farbempfindlichen Zapfen sind für das bewusste, das farbige und scharfe Sehen (beim Lesen, Handarbeiten etc.) zuständig. Sie sind im Zentrum der Makula und deren unmittelbarer Umgebung angesiedelt.

Die Sehgrube – Ein ganz besonderer Ort

Die Sehgrube (Fovea) ist der zentrale Teil der Makula (Abb. 4). Sie hat einen Durchmesser von nur etwa 1 Millimeter. In ihrer Mitte konzentriert sie einen Großteil der vorhandenen Zapfen. Deshalb ist nur hier wirklich scharfes und farbiges Sehen möglich.

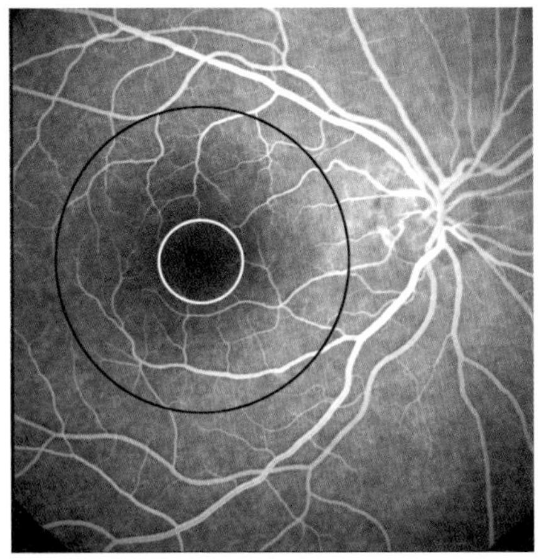

Abbildung 4: Foto der Netzhaut mit Makula (großer Kreis) und Sehgrube (Fovea) (kleiner Kreis)

Im Bereich der Sehgrube sind die Nervenzellen fast vollständig nach seitwärts verlagert, so dass das einfallende Licht die Zapfen ungehindert erreichen kann. Die feinen Gefäße enden vor der Sehgrube und reichen, um die Sehwahrnehmung nicht zu behindern, über diese Grenze nicht hinaus. All diese Besonderheiten ermöglichen erst das scharfe Sehen im Bereich der Sehgrube. Sie wird daher auch als die „Stelle schärfsten Sehens" bezeichnet.

Diese außergewöhnliche Anatomie birgt aber auch Gefahren für die Makula, denn das einfallende Licht trifft ungebremst auf die Sehzellen. Hier entsteht mehr schädigende Wärme als an anderen Orten der Netzhaut. Darüber hinaus reichen die für die Durchblutung zuständigen Adern nur bis knapp an die Sehgrube heran. Die Sehzellen werden also nicht unmittelbar mit Blut versorgt, sondern nur indirekt über ihre Umgebung. Kommt es zu Durchblutungsstörungen, beispielsweise durch Arterienverkalkung, so wird diese Umgebung am schnellsten minderversorgt sein, und damit leidet auch die Sehgrube.

Durchblutung der Netzhaut

Zwei umfangreiche Gefäßnetze sorgen für eine großzügige Durchblutung der Netzhaut (Abbildung 1). Das erste Netz wird über die zentrale Netzhautarterie gespeist, die zunächst im Zentrum des Sehnervs verläuft, um sich dann im Inneren des Auges auf der Netzhaut zu verzweigen. Wie bereits im vorangegangenen Kapitel angesprochen, führt dieses Gefäßsystem in Form von zahlreichen feinen Adern bis ganz nah an die Makula heran. Der zentrale Anteil, die Fovea, wird ausgespart, da sonst die optische Wahrnehmung dieser winzigen Stelle aufs Empfindlichste gestört wäre.

Das zweite Gefäßnetz ist die Aderhaut. Die blutzuführenden Adern nutzen die Sehnervenhülle als Schiene und treten von außen an die Netzhaut heran. Die Gefäßfreiheit der Sehgrube (Fovea) in den oberen Netzhautschichten wird zu einem großen Teil von dieser unterhalb der Netzhaut liegenden Aderhaut kompensiert.

Die Aderhaut ist ausgesprochen gefäßreich und weist den höchsten Blutfluss im Organismus auf. Verglichen mit anderen gleichgroßen Gewebeabschnitten im Gehirn ist die Aderhaut etwa 20-mal stärker durchblutet!

Regulation der Durchblutung des Auges

Die Netzhaut- und die Aderhautdurchblutung werden auf unterschiedliche Art und Weise gesteuert. Die Netzhautgefäße besitzen eine so genannte **Autoregulation**, durch welche die Durchblutung dem aktuellen Bedarf des Gewebes angepasst werden kann. Aus der Physik ist bekannt, dass eine Verengung eines Gefäßes um 20 % eine Halbierung des Blutdurchflusses zur Folge hat. Den umgekehrten Effekt hat eine 20 %ige Erweiterung. Die Gefäßweite wird hierbei durch diverse biochemische Substanzen (Stickoxid, Histamin, Prostaglandine, Angiotension, Sauerstoff, Kohlendioxid u. a.)

geregelt. Sie befinden sich entweder im Blut oder werden von den Zellen gebildet, die die Gefäße von außen ummanteln oder von innen auskleiden. Letzteren wird eine sehr wichtige Rolle zugesprochen, man nennt sie Endothelzellen. Sie sind in der Lage, blutflussregulierende Substanzen zu bilden, etwa das **Endothelin***.

*** Endothelin**

Endothelin ist ein Hormon, das die Gefäße engerstellt und unter normalen Bedingungen hauptsächlich in den Endothelzellen der Gefäße gebildet wird. Beim Gesunden ist die Endothelinkonzentration im Blut sehr niedrig. Unter krankhaften Bedingungen (z. B. unter Stress) steigt sie stark an und hat dann eine Verringerung der Durchblutung, in diesem Falle im Auge, zur Folge. Bei der Makuladegeneration beobachtet man eine Verringerung der Durchblutung bzw. eine Abnahme der Sehschärfe unter Stress.

Es gibt eine Reihe von Erkrankungen, bei denen ein erhöhter Endothelinspiegel im Blut nachgewiesen werden kann, z. B. Multiple Sklerose, Rheuma oder Fibromyalgie. Diese Erkrankungen haben einen erhöhten Entzündungsstoffwechsel gemeinsam. In diesem Zustand gelangt vermehrt Endothelin in den Kreislauf, was zur Folge hat, dass die Durchblutung schlechter wird, auch im Auge.

Durch ungesunde Ernährung, Umweltgifte, Einflüsse wie Lärm, Stress und Anspannung kommt es zur übermäßigen Bildung von „Entzündungen“ in den Körperzellen, die krankhafte Zustände zur Folge haben können. Auf diese Wiese erklärt man z. B. Krebserkrankungen, Gefäßerkrankungen wie Herzinfarkt und Schlaganfall, aber auch Glaukom (Grüner Star) und Makuladegeneration.

Die Störung der Autoregulation der Netzhautgefäße ist Thema vieler aktueller Studien. Heute weiß man, dass bei vielen Augenerkrankungen diese Autoregulation gestört ist. Darüber hinaus lässt der Zustand der Netzhautgefäße Rückschlüsse auf den Zustand der Gefäße im gesamten Körper zu. Da der Augenarzt in der Lage ist, im Rahmen der schmerzlosen Augenhintergrundspiegelung die Gefäße um ein Vielfaches zu vergrößern, kann er Aussagen über die Funktion und den Zustand der Gefäße, beispielsweise bei Bluthochdruck, Fettstoffwechselstörung oder Diabetes treffen.

Die Aderhaut besitzt im Gegensatz zur Netzhaut keine Autoregulation, sie wird durch das **vegetative Nervensystem*** reguliert. Da die Aderhaut den größten Blutfluss im Organismus aufweist, wirken sich Stress und Anspannung hier besonders negativ aus: Unter Stress kommt es zu einer Engerstellung der Adern und damit zu einer Verringerung der Durchblutung.

*** Das vegetative Nervensystem**

Das vegetative oder autonome Nervensystem reguliert Lebensfunktionen wie die Atmung, die Verdauung, die Herztätigkeit und den Stoffwechsel selbstständig, ist also nicht willentlich beeinflussbar. Es besteht aus drei großen Untergruppen: dem Sympathikus, dem Parasympathikus und dem intramuralen System, einer Ansammlung von steuernden Nervenzellen in der Wand von Hohlorganen wie Herz, Magen, Darm, Blase und Gebärmutter. Während der Sympathikus in Stresssituationen aktiv wird, Aggression oder Fluchtverhalten, also die Energieentladung fördert, steuert der Parasympathikus überwiegend die aufbauenden und erhaltenden Vorgänge in Ruhesituationen, so wie Energiespeicherung und körperliche Erholung.

Die Ursache für diese im Körper einmalige Durchblutungssituation liegt im ausgeprägten Stoffwechsel der Netzhaut, insbesondere der Makula. Diese ist darauf angewiesen, dass ihr über das Blut ausreichend Nährstoffe, Vitamine und Sauerstoff zugeführt werden. Außerdem müssen die beim Sehakt in der Netzhaut entstehenden Abfallprodukte über das Blut abtransportiert werden. Dafür stehen ihr diese beiden großen Gefäßsysteme zur Verfügung. Schließlich sind sie auch noch für die Wärmeableitung aus der Netzhaut verantwortlich. Wärme entsteht, wenn beim Sehvorgang das energiereiche Sonnenlicht auf die Netzhaut trifft.

Der Sehprozess und seine Anforderungen an den Stoffwechsel der Netzhaut

Für den Sehprozess sind umfangreiche Stoffwechselleistungen in der Netzhaut nötig, die weiter oben bereits kurz angesprochen wurden und im Folgenden genauer erklärt werden sollen.

In der Makula gibt es eine Anhäufung von so genannten Carotinoiden, das sind gelbe Pigmente mit Vitamincharakter, die die Netzhaut vor der aggressiven Wirkung des kurzwelligen Lichtanteils (besonders die weiter oben angesprochenen blauen Spektralanteile) schützen. Der lateinische Name Makula lutea, übersetzt „gelber Fleck“, kommt von der entsprechenden farblichen Erscheinung der Netzhautmitte.

Die wichtigsten Vertreter der Carotinoide sind das Lutein und das Zeaxanthin. Ihre Aufgabe ist es, die beim Auftreffen des Sonnenlichtes auf die Netzhaut entstehende Wärme aufzunehmen und abzuleiten. Beide Stoffe werden in der Netzhaut gespeichert. Da sie vom Körper selbst nicht hergestellt werden können und beim Sehprozess teilweise verbraucht werden, müssen wir sie mit der Nahrung aufnehmen.

Beim Auftreffen des UV-Lichtes auf die Netzhaut entsteht in den Sehzellen eine Reaktion, bei welcher „Sehpurpur“ (enthält Vitamin A) chemisch verändert wird. Hierdurch wird ein Nervenimpuls erzeugt, der über den Sehnerven zum Gehirn geleitet wird.

Schließlich sterben als Folge des Sehprozesses massenhaft Anteile der Sehzellen ab und häufen sich dann als Abfallprodukte an. Sie müssen abgestoßen, zerlegt und abtransportiert werden, so dass Platz für die nachwachsenden Sehzellenanteile entsteht (Abb. 5 und Schema „Der Sehprozess und seine Folgen“).

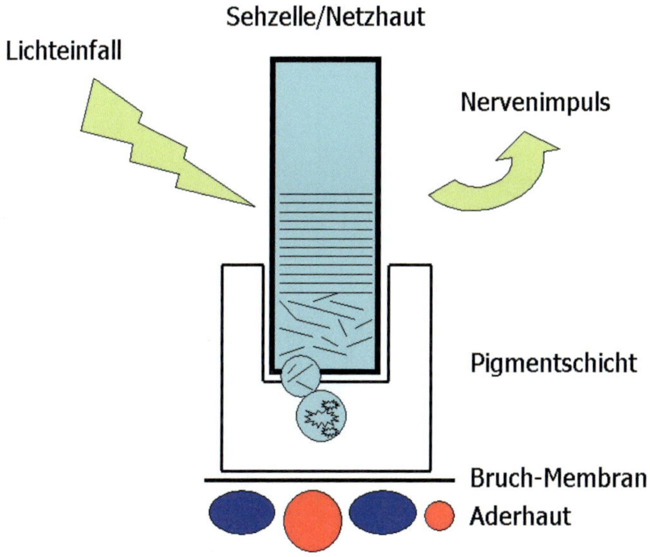

Abbildung 5: Folgen der Lichteinwirkung

Schema: Der Sehprozess und seine Folgen

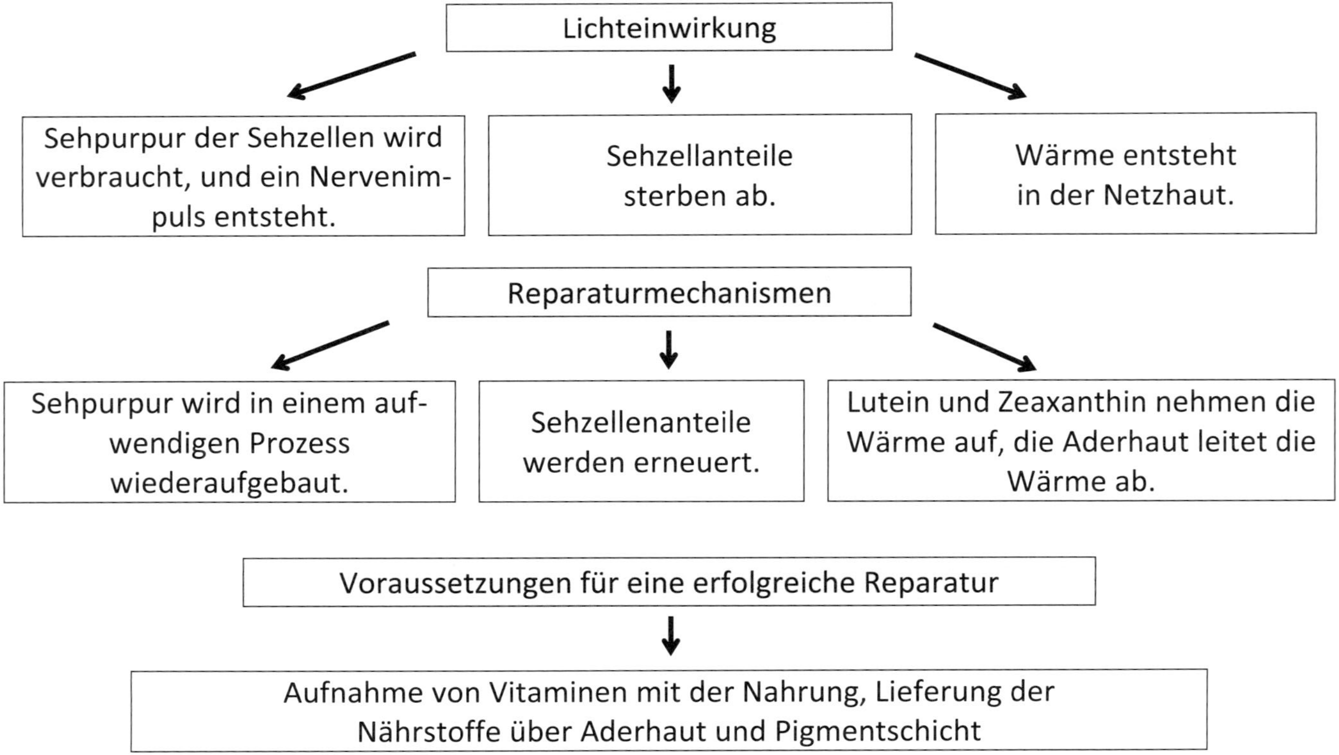

Lichteinwirkung

Sehpurpur der Sehzellen wird verbraucht, und ein Nervenimpuls entsteht.

Sehzellanteile sterben ab.

Wärme entsteht in der Netzhaut.

Reparaturmechanismen

Sehpurpur wird in einem aufwendigen Prozess wiederaufgebaut.

Sehzellenanteile werden erneuert.

Lutein und Zeaxanthin nehmen die Wärme auf, die Aderhaut leitet die Wärme ab.

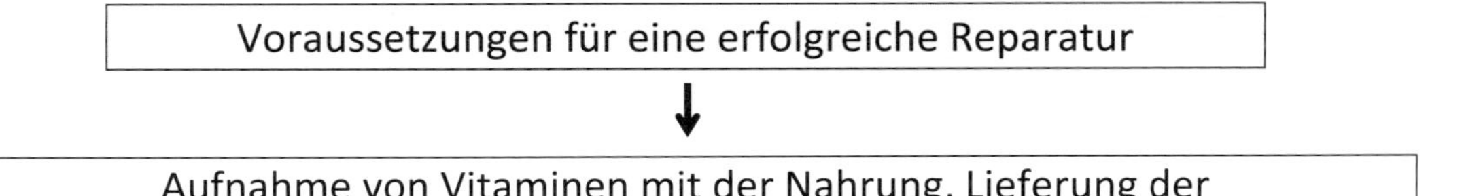

Voraussetzungen für eine erfolgreiche Reparatur

Aufnahme von Vitaminen mit der Nahrung, Lieferung der Nährstoffe über Aderhaut und Pigmentschicht

Die Pigmentschicht – Dreh- und Angelpunkt des Netzhautstoffwechsels

Für die Sehgrube (Fovea) müssen jede Nacht ca. 10.000 (!) am Tag zuvor verbrauchte Sehzellanteile entsorgt und erneuert werden. Diese Aufgabe wird von einer sehr wichtigen Zellschicht übernommen. Man nennt sie Pigmentschicht oder Pigmentepithel. Sie pflegt und reinigt die Netzhaut und ist für diese aufwendige Stoffwechselarbeit mit einer großen Anzahl von Kraftwerken (Mitochondrien) ausgestattet, die die notwendige Energie dazu liefern. Des Weiteren ist sie zuständig für die Versorgung und Erhaltung der darüberliegenden Sehzellen, der Stäbchen und Zapfen. Jede Pigmentschichtzelle versorgt dabei bis zu 45 Sehzellen. Diese Zellschicht ist lebenslang nur einlagig vorhanden. Sterben Zellen der Pigmentschicht ab, so können sie sich nicht mehr regenerieren oder nachwachsen.

Ihren Namen hat die Pigmentschicht aufgrund ihres hohen Gehaltes an Melanin, einem braunschwarzen Farbstoff (Pigment). Dieser vermag überschüssiges Licht, das nicht von den Stäbchen und Zapfen in Nervenimpulse umgewandelt wurde, aufzunehmen (zu absorbieren). Außerdem ist das Melanin einer der stärksten Radikalfänger. Radikale sind schädliche Stoffe, die während des Sehprozesses in der Netzhaut entstehen (s. weiter unten Kapitel „Oxidativer Stress und Nährstoffstatus“). Die Hauptfunktionen der für die Netzhaut lebenswichtigen Pigmentschicht sind in der folgenden Übersicht und in Abbildung 6 zusammengefasst.

Funktionen der Pigmentschicht

- Aufnahme (Absorption) von energiereichem Streulicht, das nicht von den Sehzellen aufgenommen wurde.
- Aufrechterhaltung einer „Schutzschranke“ vom Körperkreislauf zu den Netzhaut-Sehzellen.
- Abbau der durch den Sehprozess verbrauchten Anteile der Zapfen und Stäbchen sowie deren Ausscheidung in die Aderhaut.
- Regeneration des Sehpurpurs (enthält Vitamin A).
- Hohe Wirksamkeit gegen oxidativen Stress.
- Rückgabe von regenerierten Zellanteilen an die Sehzellen.
- Aktiver Transport von notwendigen Nährstoffen aus der Aderhaut zu den Sehzellen.

Lebenswichtige Grundlage für die Funktionstüchtigkeit der Pigmentschichtzellen ist die reichliche Zufuhr von Nährstoffen aus der darunterliegenden, stark durchbluteten Aderhaut. Zur Stützung liegt zwischen beiden ein elastisches Häutchen, die so genannte Bruch-Membran.

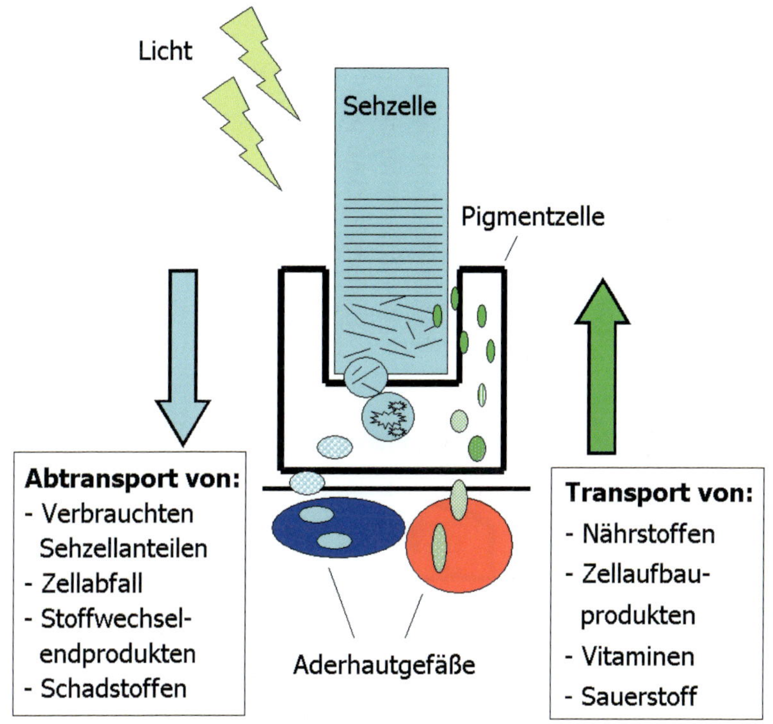

Abbildung 6: Funktionen der gesunden Pigmentschicht

Die alternde Pigmentschicht

Mit zunehmendem Alter kann das komplexe System der Pigmentschicht an Wirksamkeit verlieren (Abb. 7). Als Folge häufen sich Abbauprodukte und Abfallstoffe, zusammenfassend als Schlackenstoffe bezeichnet, in der Pigmentschicht an.

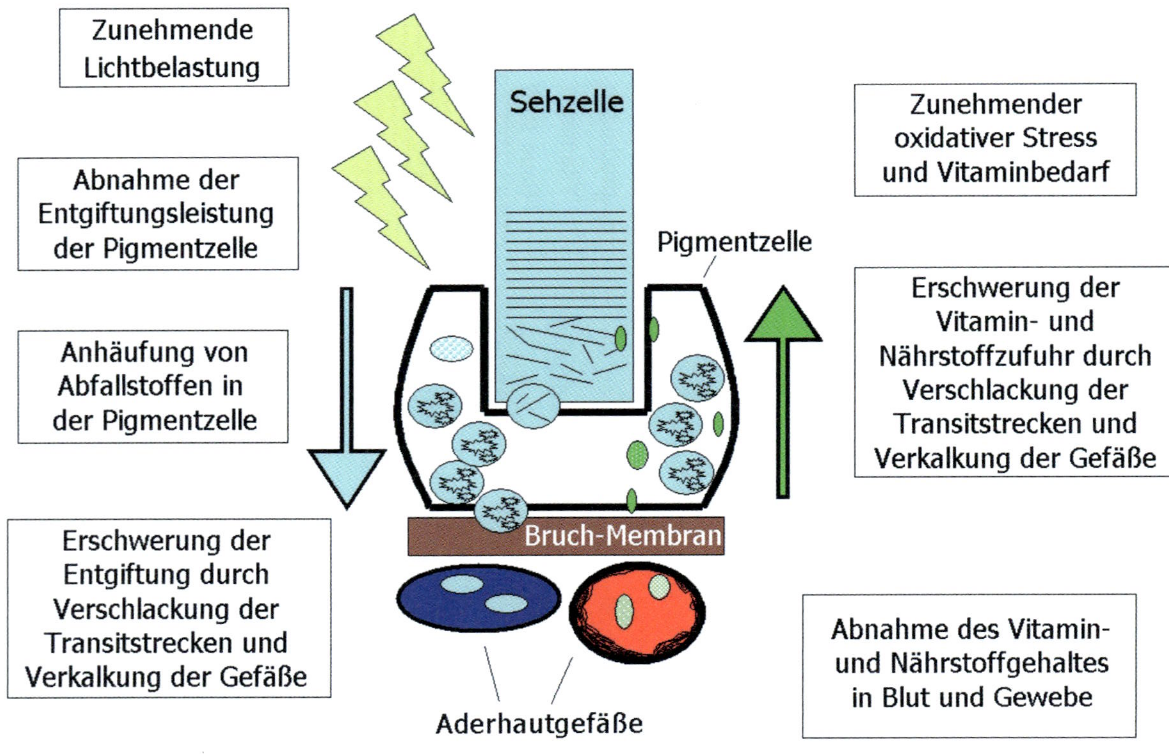

Abbildung 7: Funktionseinschränkungen der alternden Pigmentschicht

Gleichzeitig kommt es im Laufe der Jahre zu einer Abnahme des wichtigen Farbstoffes Melanin. Die Anhäufung der Schlackenstoffe und die Abnahme des Melaningehaltes lösen das Absterben von Pigmentzellen aus.

Die in jungen Jahren für Nährstoffe sehr leicht durchlässige Bruch-Membran verschlackt mit zunehmendem Alter und lagert dabei Fette aus dem Pigmentschichtstoffwechsel und aus dem Blut ein. Sie wird dadurch schwieriger passierbar für bestimmte Nährstoffe. Auch der Abtransport von Abfallstoffen aus der Pigmentschicht wird zusätzlich behindert. In der Folge kommt es langsam zu einer verminderten Versorgung der Netzhaut: der Grundstein für den Beginn einer Makuladegeneration.

Die unter der Pigmentschicht eingelagerten Schlackenstoffe werden ab einer gewissen Menge als so genannte Drusen sichtbar. Der Augenarzt erkennt sie als Aufhellungen in der Netzhaut (Abb. 8 und 9).

Im Jahr 2013 wurde eine internationale Einteilung der AMD vorgenommen. Hierbei wird die AMD in fünf Kategorien unterteilt: keine Altersveränderungen, normale Altersveränderungen, frühe AMD, intermediäre AMD und fortgeschrittene AMD.
Frühstadien sind charakterisiert durch größer werdende Ablagerungen (Drusen) in der Bruch-Membran.

Das Spätstadium ist gekennzeichnet durch Atrophie („geografische Atrophie“) und/oder die feuchte Makuladegeneration.
Erwähnenswert ist, dass leichte Ablagerungen in Form von kleinsten Drusen (so genannte Drupelets) seitens der konventionellen Medizin als altersbedingter Normalzustand eingestuft werden. Aus Sicht der Ganzheitsmedizin aber ist das der optimale Zeitpunkt, zu dem eine Stoffwechselförderung, wie weiter unten beschrieben, den beginnenden Krankheitsprozess aufhalten und verbessern kann.

Das Absterben von Pigmentzellen wiederum wird in der Netzhaut in Form schwarzbrauner Verklumpungen sichtbar (Abb. 10). Dies sind Frühzeichen der trockenen Makuladegeneration und für den Augenarzt bereits jetzt erkennbar.

Im weiteren Verlauf der Erkrankung nehmen die Drusen (ausführliche Erklärung im anschließenden Kapitel) an Größe zu und drängen nun die darüberliegenden Rezeptoren (d. h. Zapfen) auseinander (vgl. Abbildung 9). Da dieses Gewebe sehr empfindlich ist, kann hier, unter bestimmten Voraussetzungen, nun leichter als bei der gesunden Netzhaut Flüssigkeit eintreten und sich ungehindert ausbreiten. Dieser Vorgang ist Bestandteil der feuchten Makuladegeneration (Abbildung 11).

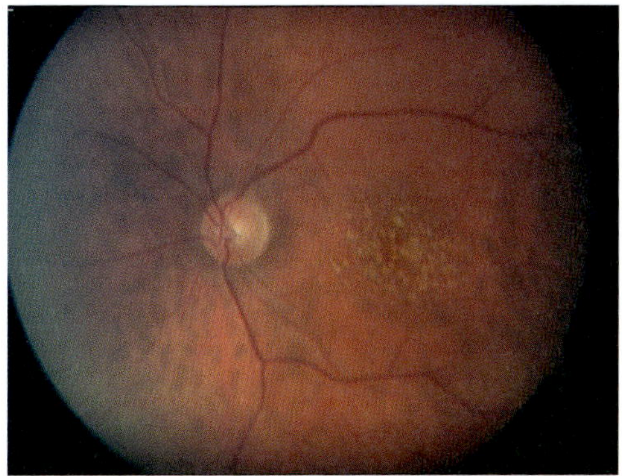

Abbildung 8: Blick auf die Netzhaut bei der augenärztlichen Untersuchung. Die runde Struktur im linken mittleren Bereich ist der Sehnerv mit dem sich auf der Netzhaut ausbreitenden Gefäßsystem. Rechts daneben, zwischen den Gefäßbögen, sind Drusen als gelbliche Aufhellungen erkennbar.

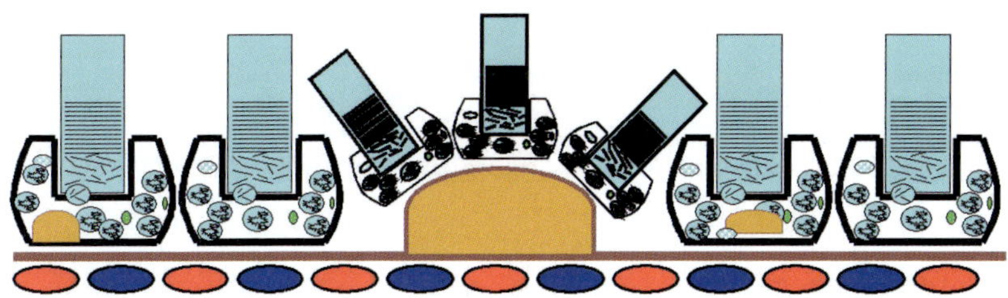

Abbildung 9: Schematische Darstellung von Drusen im Bereich der Pigmentschicht. Hier wird die Verdrängung und das Absterben der Pigment- und Sehzellen deutlich.

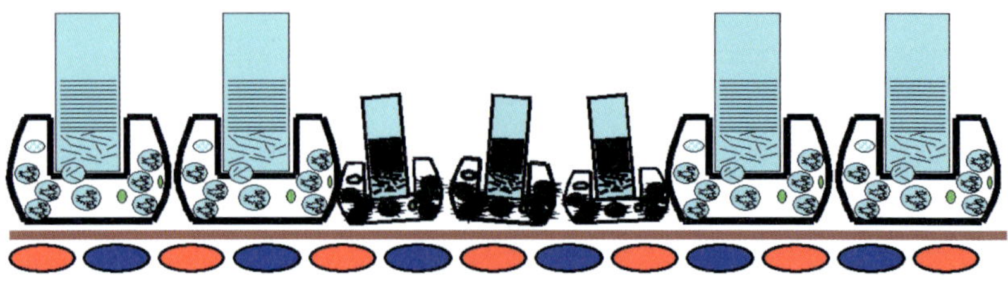

Abbildung 10: Schematische Darstellung abgestorbener Pigmentzellen. Die darüber befindlichen Sehzellen werden nicht mehr versorgt und sterben ebenfalls ab.

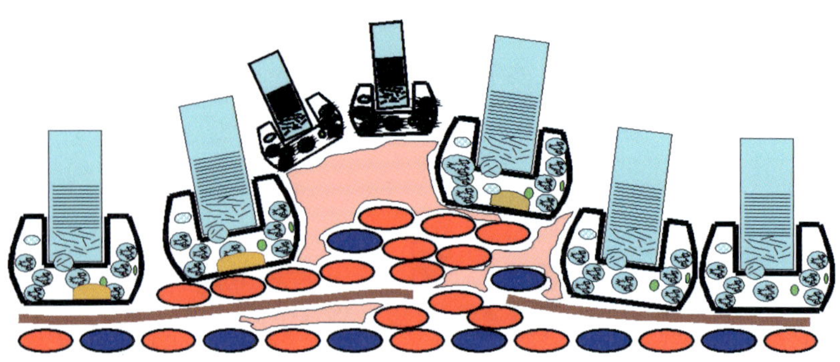

Abbildung 11: Schematische Darstellung der feuchten Makuladegeneration. Blutgefäße durchbrechen die Bruch-Membran und wachsen in die Netzhaut ein. Gewebewasser und Blut drängen die Zellschichten auseinander. Die Verbindung der Zellen untereinander wird getrennt, und ihr Absterben ist die Folge.

Die Pigmentschicht und die darüberliegenden Sehzellen stehen über zahlreiche kleine Fortsätze in sehr engem Kontakt miteinander. Zwischen den Zellen befindet sich die Zwischenzellsubstanz, im Folgenden auch als „Grundsubstanz" bezeichnet. Sie ist nicht nur für die Netzhaut, sondern im gesamten Körper als Bindeglied und Transportstrecke für Materialien, die zwischen den Zellen ausgetauscht werden (beispielsweise Vitamine und Nährstoffe, aber auch Schlackenstoffe), zu verstehen. Auch Gefäße sind von dieser Substanz umgeben.

Für die Entstehung einer Makuladegeneration spielt die Grundsubstanz wahrscheinlich eine große Rolle, denn sie verschlackt mit zunehmendem Alter. Durch die Ablagerung von Schlackenstoffen in der Grundsubstanz wird der schnelle Transport von Nährstoffen und Vitaminen zu den Zellen und der Abtransport von Abfallstoffen aus den Zellen behindert. Über die Bedeutung dieser Stoffe und vor allem über die Möglichkeiten der „Entschlackung" wird weiter unten ausführlicher berichtet.

Kapitel 2: Früherkennung

Erste Anzeichen der Makuladegeneration

Die Makuladegeneration ist eine schmerzlose Erkrankung, die fast ausschließlich beidseitig auftritt. Verschwommensehen beim Lesen, das Springen oder Fehlen einzelner Buchstaben im Text, grauschwarze Punkte im zentralen Blickfeld wie auch eine erhöhte Lichtempfindlichkeit oder Farbwahrnehmungsstörungen sind erste Anzeichen einer AMD. Linien erscheinen nicht mehr gerade durchgezogen, sondern zunehmend in Wellenform oder verzerrt.

Sollten Sie wegen solcher oder ähnlicher Beschwerden Ihren Augenarzt aufsuchen, so wird er Ihnen ein Amslergitter (Abb. 12) vorlegen. Mit diesem Hilfsmittel werden die geschilderten Phänomene besonders gut sichtbar gemacht.

Das Amslergitter besteht aus einer Vielzahl von kleinen Quadraten. Seine Größe (etwa 10 cm^2) entspricht in etwa dem Bereich, der durch die Makula und ihre nahe Umgebung abgedeckt wird. Blickt man genau auf die Mitte dieses Feldes, markiert durch einen zentralen Punkt, sind bei intakter Makula alle Linien so gerade wie mit einem Lineal gezogen. Leichteste Abweichungen von einer geraden Linie, Wellenlinien,

Verziehungen oder Verzerrungen können Ausdruck einer vorhandenen Erkrankung der Makula sein.

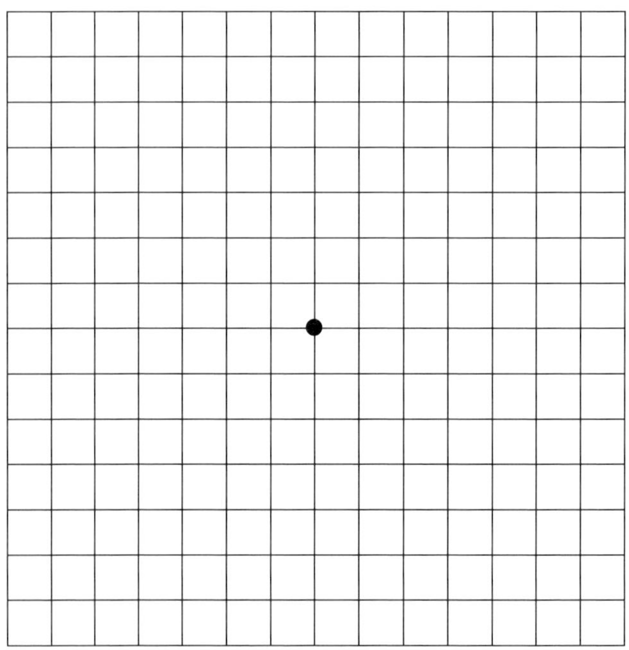

Abbildung 12: Amslergitter

Test mit dem Amslergitter

Den Test mit dem Amslergitter können Sie selbst zu Hause durchführen. Hat man kein Amslergitter zur Hand, so eignen sich für den Selbsttest auch Dinge des täglichen Lebens wie der geflieste Boden, Fenstergitter usw.

Grundsätzlich sollte dieser Test ab dem 50. Lebensjahr regelmäßig durchgeführt werden (z. B. einmal wöchentlich), denn er ist der empfindlichste Indikator für Frühveränderungen der Makuladegeneration.
Bei dem Selbsttest ist es besonders wichtig, dass Sie beide Augen **einzeln** testen und das jeweils andere Auge vollständig abdecken. Dies wird oft vergessen. Ein gesundes Auge kann aber die anfänglichen Veränderungen des erkrankten Auges noch lange Zeit unbemerkt ausgleichen.

Symptome der fortschreitenden Makuladegeneration

Schreitet die Erkrankung fort, folgen Schwierigkeiten beim Lesen und bei der Naharbeit. Es bildet sich ein zentraler verschwommener Fleck, der mit der Zeit immer größer und undurchsichtiger wird (Abb. 13).

Im Spätstadium einer AMD werden im zentralen Gesichtsfeld wie durch eine graue Scheibe nur noch Schatten wahrgenommen, oder es erscheint ein völlig schwarzer Fleck. Das Lesen wird unmöglich, Gesichtszüge des Gesprächspartners sind nicht mehr zu erkennen. Erhalten bleibt in den meisten Fällen das Sehen von schemenhaften Umrissen in der äußeren Umgebung.

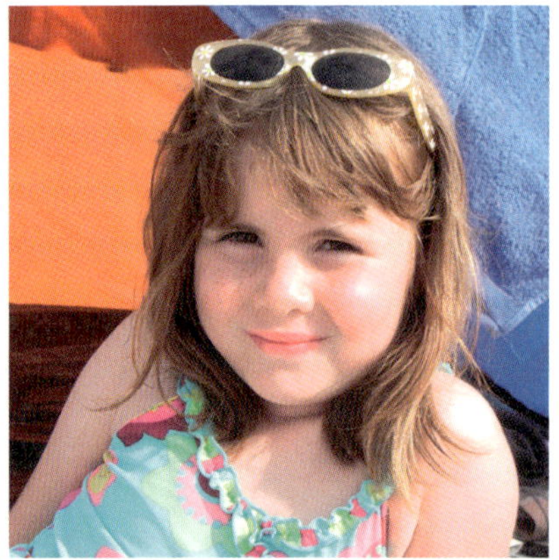

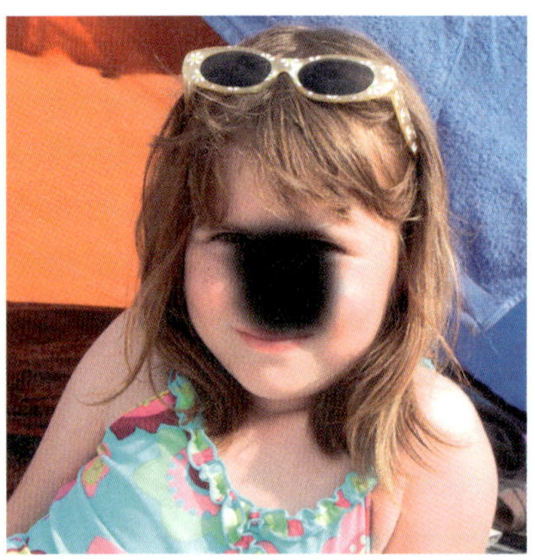

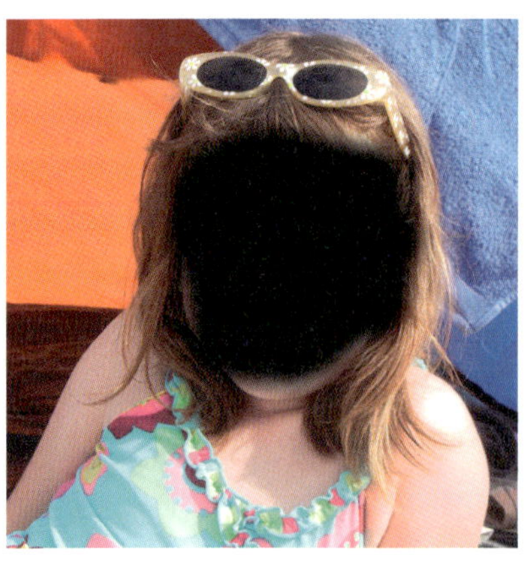

Abbildung 13: Fortschreitende Makuladegeneration. Im Zentrum bildet sich ein schwarzer oder grauer Fleck, der mit der Zeit immer größer wird.

Die Makuladegeneration ist in vielen Fällen eine frustrierende Erkrankung, da sie es zunehmend schwierig oder unmöglich macht, die „normalen" täglichen Dinge zu erledigen. Die Lebensqualität ist ernsthaft beeinträchtigt.

Es ist aber wichtig und vielleicht auch beruhigend zu wissen, dass durch die Makuladegeneration auch im Endstadium in der Regel keine vollständige Erblindung eintritt. Eine Orientierung in bekannter Umgebung wird also immer möglich sein.

Bei diesen Symptomen suchen Sie bitte umgehend Ihren Augenarzt auf!

- Probleme beim Lesen kleiner Schriften.
- Grauschwarze Punkte im Blickfeld.
- Probleme beim Erkennen von Farben.
- Fehlen von Buchstaben im Text.
- Gerade Linien erscheinen wellig, verzogen und/ oder verzerrt.
- Grauer oder schwarzer Fleck, an Größe zunehmend, im zentralen Blickfeld.

Kapitel 3: Die erkrankte Netzhaut – Stadien der Erkrankung

Die trockene Makuladegeneration und ihre Ursachen

Die geschilderten Zusammenhänge des Sehprozesses bestehen aus fein aufeinander abgestimmten Vorgängen. Der anspruchsvolle Stoffwechsel und der hohe Energiebedarf der Makula erfordern dabei ein perfektes Zusammenspiel.

Mit zunehmendem Alter kommen aber zahlreiche Einflüsse zum Tragen, die dieses Zusammenspiel negativ beeinflussen und dadurch die Entstehung einer Makuladegeneration fördern. Die wichtigsten Einflüsse sind:

- Zunehmende Belastung mit Sonnenlicht
- Abnehmende Leistung der Pigmentschicht
- Abnehmende Nährstoff- und Vitaminversorgung
- Abnehmende Durchblutung durch Arterienverkalkung oder andere Einflüsse

Wenn also die Makula einerseits nicht optimal mit Sauerstoff, Vitaminen und Nährstoffen versorgt wird, und andererseits die Abfallprodukte nicht effektiv genug entsorgt werden, entstehen in und unter der Pigmentschicht Ablagerungen, die deren Funktion zunehmend behindern.

Diese Ablagerungen entstehen aus unverwertbaren, teilweise giftigen Substanzen, die beim Abbau der verbrauchten Sehzellen entstehen. Sie werden in den Pigmentzellen in Form des **Lipofuszins*** gelagert. Lipofuszin behindert mit zunehmender Menge die Funktion der einzelnen Pigmentepithelzelle und fördert ihr frühes Absterben.

*** Lipofuszin**
Lipofuszin ist ein Pigment, das als Abbauprodukt beim Fettsäurestoffwechsel entsteht. Es enthält Eiweiß und Cholesterin und bildet z. B. die Altersflecke auf der Haut. Es kommt in den Hautzellen, in den Zellen des Herzens, der Leber und der Nebennierenrinde vor. Wie andere Abfallprodukte des Stoffwechsels wird es nicht mehr abgebaut und reichert sich in den Zellen an. In der Folge führt es zu deren Funktionsverlust.

Weiteres Abfallmaterial, das bei jedem Sehakt entsteht, wird zwischen Pigmentepithel und Bruch-Membran abgelagert und führt dort zu einer weiteren Einschränkung des Nährstofftransportes. Die größeren dieser Ablagerungen werden als **Drusen** in der Makula mit bloßem Auge sichtbar (vgl. Abbildung 8 und 9). Das

Vorliegen von Drusen erhöht das Risiko, an dem Vollbild einer Makuladegeneration zu erkranken. Je höher die Anzahl der Drusen ist, desto höher ist auch das Risiko (s. auch Einteilung der AMD auf Seite 25).

Lipofuszin und Drusenmaterial wirken aufgrund ihrer chemischen Zusammensetzung krankheitsfördernd, da sie zusätzlich schädliche **Entzündungsreaktionen*** und eine Verstärkung des oxidativen Stresses auslösen. In der Folge sterben immer mehr Pigmentepithelzellen ab. Dies wird für den Augenarzt in Form von pigmentierten Verklumpungen in der Makula erkennbar, wie sie in Abbildung 10 dargestellt sind. Pigmentverklumpungen und Drusen sind untrügliche Zeichen der beginnenden Makuladegeneration.

In diesem Stadium der Erkrankung bemerkt der Patient, wie oben beschrieben, dass Linien nicht mehr wie mit dem Lineal gezogen, sondern bereits leicht wellig erscheinen.

*** Entzündungsreaktion**
Wie schon erwähnt, werden immunologische Prozesse und Entzündungsreaktionen für die Entstehung der Altersabhängigen Makuladegeneration mitverantwortlich gemacht. Sie rücken zunehmend in den Mittelpunkt des wissenschaftlichen Interesses.

Diese Prozesse findet man besonders im Bereich der Drusen. Durch ihre spezielle Zusammensetzung werden entzündungsfördernde Vorgänge angeregt, die zur fortschreitenden Zellschädigung und zu frühem Zelltod führen. Der Umfang dieser schädigenden Entzündungen ist teilweise genetisch verankert, nimmt aber auch im Alter und durch Zigarettenrauchen zu.

Nicht nur die Probleme der Beseitigung von Schlackenstoffen beim älter werdenden Menschen spielen bei der Entstehung der Makuladegeneration eine Rolle. Durch die zunehmende Verkalkung der Adern gelangen Sauerstoff und Vitamine nicht mehr in ausreichendem Maße an den Ort des größten Energieverbrauchs: die Makula.

Da an dieser Stelle schon beim jungen, gesunden Menschen ein sehr hoher Bedarf an Vitaminen herrscht, wirkt sich eine geringe Minderversorgung schnell negativ aus. Es entstehen aggressive Stoffwechselprodukte, „freie Radikale“, die zu einer frühzeitigen Alterung des Gewebes führen. Den hohen Vitaminbedarf des Gewebes nennt man auch **oxidativen Stress***.

Wie oft beim älteren Patienten, bringen zudem einseitige Ernährung und Magen-Darmprobleme einen Mangel an Vitaminen und Spurenelementen mit sich – und das in einer Lebensphase, in der man weniger Kalorien und gleichzeitig mehr Vitamine braucht. Und schließlich führen auch Bluthochdruck, Herzprobleme, erhöhte Blutfette oder Zuckerkrankheit zusätzlich zur Verhärtung der Gefäßwände.

* **Oxidativer Stress** liegt in Netzhaut und Makula in hohem Maße vor. Er wird verursacht durch die ständige Lichteinwirkung und den daraus folgenden ausgeprägten Stoffwechsel der Seh- und Nervenzellen und der Pigmentschicht. Je älter der Mensch ist, desto mehr Licht ist über die Jahre ins Auge gelangt und desto höher steigt das Risiko, an einer Makuladegeneration zu erkranken. Oxidativer Stress herrscht auch in der sonnenverwöhnten Haut und führt zu deren schnelleren Alterung.

Ein ganz wichtiger Risikofaktor für die Entstehung einer Makuladegeneration ist schließlich das Nikotin. Heute weiß man, dass etwa jede zweite Makuladegeneration durch Rauchen verursacht ist. Eine Makuladegeneration kann übrigens auch dann entstehen, wenn man schon Jahre zuvor mit dem Rauchen aufgehört hat. Sogar Passivraucher sind gefährdet.

Im Allgemeinen gilt: Je länger der Zeitraum des Rauchens und je höher die tägliche Nikotinmenge ist bzw. war, desto größer wird die Wahrscheinlichkeit, an einer Makuladegeneration zu erkranken.

Zusammenfassend ist zu sagen, dass für die Entstehung einer Makuladegeneration zweifelsohne das Alter den wichtigsten Risikofaktor darstellt. Die erhöhte Lebenserwartung führt automatisch zu einem Anstieg an Erkrankungen. Derzeit ist noch unklar, welche Faktoren zusammenkommen müssen, damit ein Mensch an Makuladegeneration erkrankt. Neben den bisher besprochenen Ursachen spielen auch entzündliche und genetische, also vererbbare Einflussfaktoren eine Rolle.

Umso sinnvoller und notwendiger ist eine ganzheitliche Betrachtungsweise. Die oben beschriebenen negativen Einflüsse bieten nämlich ebenso viele positive Ansätze, um dem Fortschreiten der Erkrankung entgegenzuwirken. Wie in den folgenden Kapiteln erklärt wird, ist die trockene Makuladegeneration die Domäne der naturheilkundlichen Behandlung.

Aktivierung des Alarmsystems – Die feuchte Makuladegeneration

Dauert der Zustand der Minderversorgung mit Sauerstoff, Vitaminen und anderen lebenswichtigen Stoffen über längere Zeit an, so kommt es zur Auslösung eines Alarms im Bereich der Makula, vermittelt über einen im Blut befindlichen stark wirksamen Botenstoff, den „Vascular Endothelial Growth Factor" (VEGF) oder Angiogenesefaktor. Dieser wird ohnehin in geringer Menge vom gesunden Pigmentepithel gebildet. Durch die Altersveränderungen in der Bruch-Membran und der Pigmentschicht wird seine Bildung zusätzlich stimuliert. Auch die Anzahl und Art der vorhandenen Drusen und vermutlich die durch sie ausgelösten Entzündungsprozesse scheinen mitbestimmend für das Ausmaß der Ausschüttung zu sein.

Mit dem Ziel der besseren Durchblutung wird nun – veranlasst durch diesen Botenstoff – die Bildung neuer Gefäße (Adern) veranlasst. Sie kommen in den meisten Fällen aus der stark durchbluteten Aderhaut und wachsen, anfangs für den Arzt oft noch unsichtbar, von unten möglichst nah an die Makula heran.

Bevor eine feuchte Makuladegeneration entsteht, liegen immer Veränderungen der trockenen Makuladegeneration vor.

Die neu gebildeten feinen Adern werden im Schnellverfahren hergestellt. Dies hat zur Folge, dass ihre Gefäßwände undicht und porös sind. Gewebewasser und Blut strömen in die empfindlichen Netzhautschichten und drängen die Nervenzellen auseinander. Das ohnehin bindegewebsarme Nervengewebe war im trockenen Zustand der Makuladegeneration schon durch die darunterliegenden Drusen auseinandergedrängt worden. Daher kann sich Flüssigkeit hier relativ ungehindert ausbreiten. Eine Schwellung der Netzhautmitte (Makulaödem) mit Zerstörung der Impulsleitung ist die unausweichliche Folge.

Dieser Prozess geht meistens sehr schnell, innerhalb von wenigen Tagen, vor sich. Der Betroffene bemerkt eine plötzliche Verzerrung von Gegenständen und meistens einen an Größe deutlich zunehmenden grauen oder schwarzen Fleck in der Mitte des Sehfeldes. Diese Sehbeeinträchtigung kann innerhalb von Stunden entstehen. Aus der trockenen ist nun eine feuchte Makuladegeneration entstanden. Abbildung 14 zeigt gegenüberstellend die intakte Netzhaut (oben) und die durch eine feuchte Makuladegeneration veränderte Netzhaut (unten).

Feuchte Makuladegeneration – Schnelles Handeln ist jetzt wichtig!

Die Makuladegeneration ist im Allgemeinen eine beidseitige Erkrankung. Die trockene Form geht der feuchten unbemerkt oft Jahre voraus! Ist nur ein Auge von der feuchten Form betroffen, weist die andere Seite in den überwiegenden Fällen bereits Veränderungen der trockenen Makuladegeneration auf.

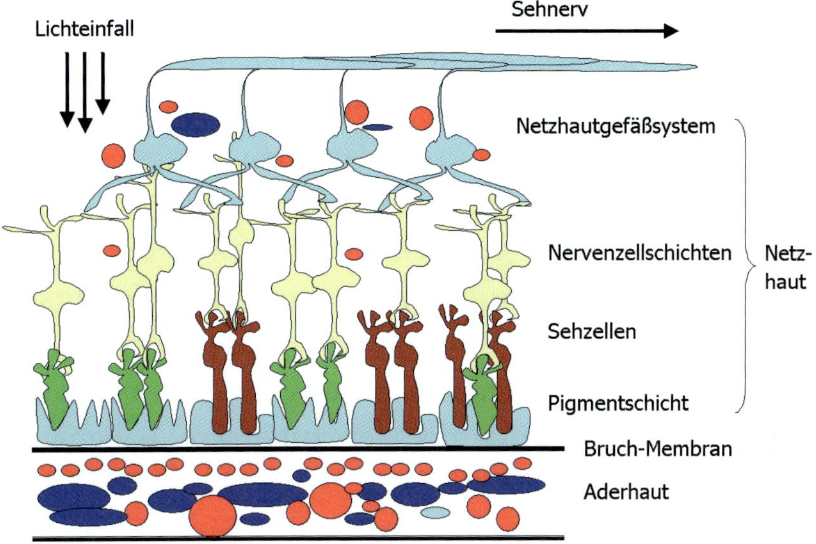

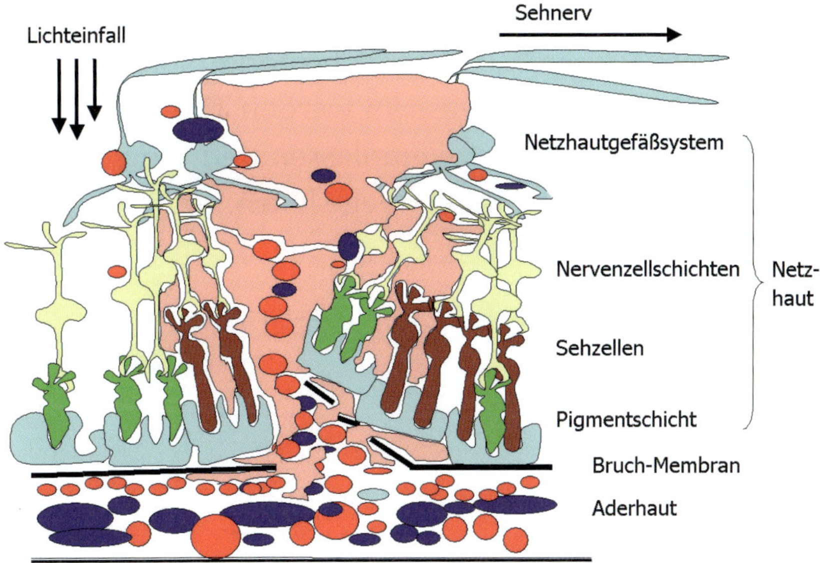

Abbildung 14: Intakte (oben) und veränderte Netzhaut (unten)

Eine Rückführung der feuchten Makuladegeneration in den Ursprungszustand der trockenen Form ist nicht mehr ohne weiteres möglich. Der Erfolg einer Behandlung ist jetzt – im Stadium der feuchten Makuladegeneration – abhängig vom Zeitpunkt: Je schneller gehandelt wird, desto erfolgversprechender ist die Therapie. Lässt man zu viel Zeit verstreichen, kann sich die Flüssigkeit im Bereich der Makula immer weiter ausbreiten. Je länger diese Situation andauert, desto schwieriger und unwahrscheinlicher wird eine sehverbessernde Behandlung.

Werden die eben beschriebenen Symptome der feuchten Makuladegeneration (also plötzliches Verzerrtsehen und ein grauer oder schwarzer Fleck in der Sehfeldmitte) vom Betroffenen bemerkt, sollte umgehend der Augenarzt aufgesucht werden. Dieser wird diagnostische Maßnahmen veranlassen und die weiteren notwendigen Schritte in die Wege leiten.

Kapitel 4: Die konventionelle Diagnostik

Im Allgemeinen ist es empfehlenswert, sich regelmäßigen augenärztlichen Kontrollen zu unterziehen. Ab dem fünfzigsten Lebensjahr sollte man dies einmal jährlich tun, da ab diesem Zeitpunkt das Risiko steigt, altersbedingte Augenerkrankungen wie z. B. Makuladegeneration, Grünen oder Grauen Star zu bekommen.

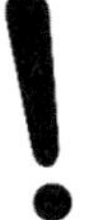

Die Untersuchungsintervalle sollten sich nach Ihren individuellen Gegebenheiten richten. Fragen Sie Ihren Augenarzt nach den für Sie passenden Zeiträumen!

Beim jährlichen Routine-Check würden dem Augenarzt Frühzeichen einer Makuladegeneration sofort auffallen. Diese können lange Jahre vor dem Auftreten von Beschwerden sichtbar sein.

Sollten Ihnen aber bereits Beschwerden wie Verzerrtsehen, unscharfe Flecke im Gesichtsfeld oder Schwierigkeiten beim Lesen oder Handarbeiten aufgefallen sein, so ist ein schneller Besuch beim Augenarzt unbedingt notwendig.

Ist eine Makuladegeneration diagnostiziert, so sind augenärztliche Kontrollen in regelmäßigen Abständen empfehlenswert, je nach Befund alle drei bis sechs Monate. Hierbei sollten wenigstens eine Untersuchung der Sehschärfe, des Augenhintergrundes (Netzhautuntersuchung) sowie eine Kontrolle mit dem Amslergitter erfolgen. Weiterführende Untersuchungen, wie sie weiter unten erklärt werden, sind individuell von Fall zu Fall indiziert.

Untersuchung der Sehschärfe

Bei der Sehschärfe unterscheidet man die Fern- und die Nahsehschärfe. Die Fernsehschärfe untersucht der Augenarzt mithilfe von Sehzeichenprojektoren, welche die Sehzeichen (Zahlen oder Buchstaben) in einem festgelegten Abstand auf eine Tafel projizieren. Die Nahsehschärfe wird mittels Lesetafeln ermittelt, die der Patient im Leseabstand vor sich hält.

Bei Verdacht auf Makuladegeneration bzw. bei der Verlaufskontrolle der Erkrankung ist die Prüfung der Nahsehschärfe besonders wichtig, da diese einen empfindlichen Indikator für den Zustand der Netzhautmitte darstellt. Sie kann bei dieser Erkrankung lange vor der Beeinträchtigung der Fernsehschärfe schlechter werden.

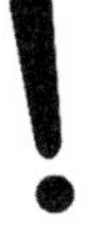

Beim Sehtest für Ferne und Nähe sollte zusätzlich in regelmäßigen Abständen eine Überprüfung der Stärke der Brillengläser erfolgen. Oft ist nur eine Brillenwertveränderung der Grund für eine Sehverschlechterung.

Untersuchung mit dem Amslergitter

Auch der Augenarzt macht bei der Kontrolluntersuchung der Makuladegeneration den Test mit dem Amslergitter.

Der Umgang mit diesem Test wurde ausführlich im Kapitel „Früherkennung" geschildert. Das Amslergitter ist ein sehr zweckmäßiger Test, da er vom Betroffenen selbst und unabhängig vom Augenarzt in regelmäßigem Abstand durchgeführt werden kann. Die geringste Verstärkung der Phänomene im Amslergitter (also leichteste Abweichungen von einer geraden Linie, Wellenlinien, Verziehungen oder Verzerrungen) deutet auf eine Verschlechterung der Makuladegeneration hin.

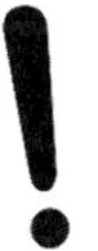

Sollten Sie bei der Untersuchung mit dem Amslergitter eine Verstärkung der Phänomene (Wellenlinien, Verziehungen oder Verzerrungen) beobachten, suchen Sie bitte sofort Ihren Augenarzt auf.

Untersuchung des Augenhintergrundes

Bei der Untersuchung des Augenhintergrundes beurteilt der Augenarzt den Gesamtzustand der Netzhaut (Abbildung 15 A–C, linke Seite, farbig). Um dabei die feinen ersten Veränderungen einer beginnenden Makuladegeneration zu sehen oder den Verlauf der Erkrankung genau zu beurteilen, muss zuvor unbedingt die Pupille mit Augentropfen weitgestellt werden. Danach wird im Allgemeinen die Netzhaut berührungslos mithilfe einer starken Lichtquelle und unterschiedlichen vergrößernden Lupen, die vor das Auge gehalten werden, gespiegelt. Sollten bei dieser Untersuchung feinste Veränderungen nicht differenziert werden können, kann der Augenarzt zur weiteren Vergrößerung ein Kontaktglas aufs Auge setzen. Bei dieser Untersuchung wird das Auge zuvor oberflächlich betäubt, sie ist dadurch schmerzfrei.

Fundusfotografie

Bei der Fundusfotografie wird der Augenhintergrund mit einer digitalen Kamera fotografiert. Durch die hohe Auflösung dieser Technik können bereits feinste Veränderungen der Makula sichtbar gemacht werden. Da das betrachtete Objekt bei der Auswertung der Fotografien stillsteht und sich nicht bewegen kann, ist sie der reinen

Untersuchung des Augenhintergrundes an Genauigkeit überlegen. Sie wird häufig zur Basisdiagnostik der trockenen und feuchten Makuladegeneration eingesetzt. Die Fundusfotografie sollte bei weitgestellter Pupille erfolgen und wird berührungslos durchgeführt.

Messung der Autofluoreszenz

Die Messung der Autofluoreszenz gewinnt im klinischen Alltag immer mehr an Bedeutung. Man macht sich hierbei die Eigenstrahlung von Substanzen zunutze, wenn sie zuvor mit Licht bestimmter Wellenlänge angeregt wurden. Dieses Prinzip funktioniert bei den Substanzen Lipofuszin und Melanin. Die Methode eignet sich besonders zur Verlaufsbeobachtung der trockenen Makuladegeneration, aber auch zur Diagnose eines zystoiden Makulaödems (Ansammlung von Flüssigkeit in der Netzhautmitte). Durch den Vorteil der verminderten Lichtbelastung stellt die Messung der Autofluoreszenz eine schnelle und vor allem nicht invasive Alternative zur Fluoreszenzangiografie dar. Sie gehört nicht zwingend zur Basisdiagnostik der AMD, liefert aber in vielen Fällen ergänzende Informationen und wird derzeit überwiegend für wissenschaftliche Fragestellungen hinzugezogen.

Optische Kohärenztomografie (OCT)

Die Optische Kohärenztomografie, kurz OCT, ist der Ultraschalltechnik ähnlich. Mit Hilfe spezieller Lichtquellen werden hochauflösende Schichtaufnahmen der Netzhautmitte gemacht. Hierdurch lässt sich sehr gut erkennen, ob und in welcher Ausprägung Drusen vorhanden sind und wie viel Flüssigkeit sich in den Netzhautschichten angesammelt hat. Durch die genaue anatomische Lokalisation krankhafter Strukturen eignet sich diese Methode besonders zur Verlaufskontrolle der Makuladegeneration und kann damit die invasive Fluoreszenzangiografie ideal ergänzen, in vielen Fällen sogar ersetzen.

Diese hochauflösende Technik stellt eine bedeutende Neuentwicklung dar, die die Diagnostik der kommenden Jahre stark beeinflussen wird. So steht seit 2014 die so genannte OCT-Angiografie zur klinischen Verfügung. Sie ermöglicht eine dreidimensionale Darstellung der die Netzhaut ernährenden Gefäßsysteme und des darin befindlichen Blutflusses. Die Methode ist noch sehr störanfällig und wird derzeit nicht standardmäßig eingesetzt. Da sie aber ein weiterer Baustein in der nichtinvasiven Diagnostik der feuchten Makuladegeneration ist, werden zukünftig einsetzbare Geräte von den Ärzten und Wissenschaftlern mit Spannung erwartet.

Fluoreszenzangiografie

Bei der Fluoreszenzangiografie wird mit Hilfe eines gelben Farbstoffes (Fluoreszein), der in die Armvene gespritzt wird, die Gefäßversorgung der Makula durch eine spezielle Filtertechnik hervorgehoben und sichtbar gemacht (vgl. Abb. 15A–C). Abgesehen von der kurzen Injektion in die Armvene verläuft die Untersuchung berührungslos und verursacht keine Schmerzen.

Die Fluoreszenzangiografie dient zur Erhärtung der Verdachtsdiagnose der feuchten Makuladegeneration, da neu gebildete Adern, die durch andere Untersuchungstechniken nicht lokalisiert oder differenziert werden können, hiermit genau dargestellt werden können. Darüber hinaus ist sie für die Planung einer Therapie der feuchten Makuladegeneration mit VEGF-Blockern unersetzbar, da das Untersuchungsergebnis als Grundlage für den bei den Krankenkassen einzureichenden Kostenvoranschlag dient.

Leider ist die Fluoreszenzangiografie ein „invasives“ Verfahren. Der injizierte Farbstoff Fluoreszein kann – in sehr seltenen Fällen – Allergien auslösen. Der Einsatz dieser Methode sollte daher auf ein Minimum reduziert werden.

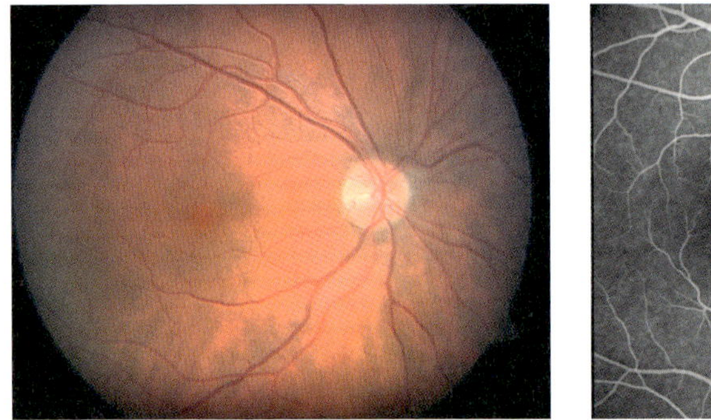
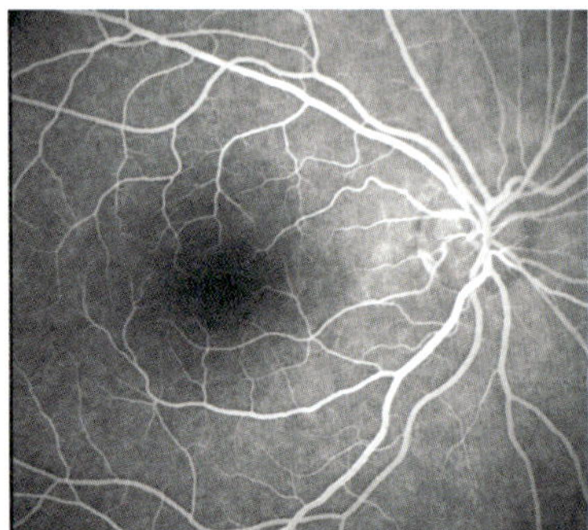

Abbildung 15 A: Normaler Befund

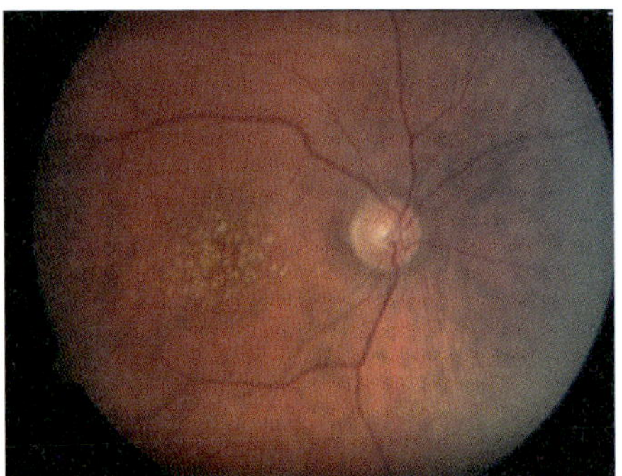
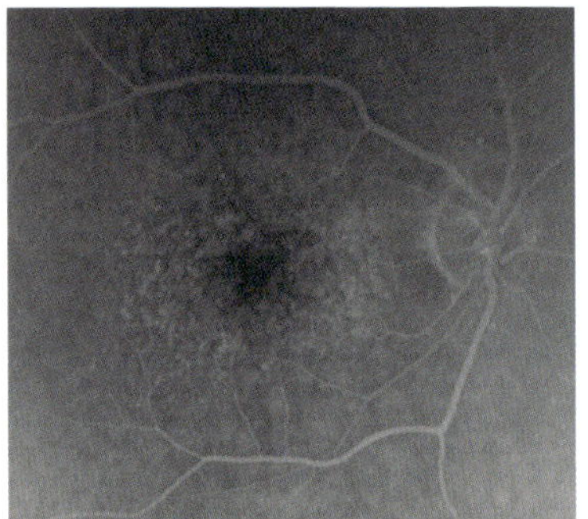

Abbildung 15 B: Trockene Makuladegeneration mit Drusen

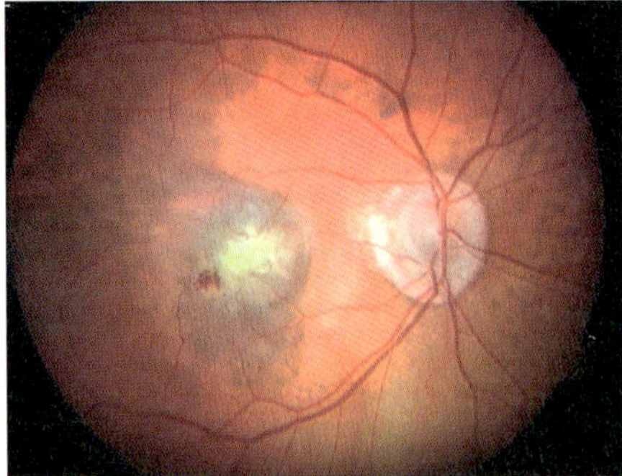
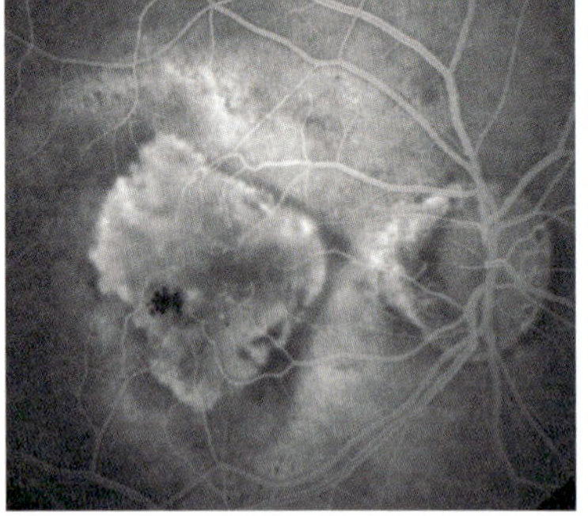

Abbildung 15 C: Feuchte Makuladegeneration mit Austritt von Flüssigkeit

Bei der Verlaufskontrolle der Therapie mit VEGF-Blockern löst die OCT-Technik dieses Verfahren immer mehr ab, vor allem durch die zukünftig erwartete nicht invasive Darstellung der Durchblutung mittels OCT-Angiografie. Aktuell bleibt die Fluoreszenzangiografie aber weiterhin so genannter „Goldstandard“ bei vielen Fragestellungen der AMD und ist damit – noch – unersetzbar.

Indozyaningrün (ICG)-Angiografie

Neben der Fluoreszenzangiografie gibt es zur Untersuchung der Netzhautdurchblutung die Indozyaningrün (ICG)-Angiografie. Die ICG-Angiografie arbeitet mit einem anderen Farbstoff und kann unter bestimmten Umständen einer Fluoreszenzangiografie überlegen sein oder diese ergänzen. Die Untersuchung ist prinzipiell die gleiche, es können dabei jedoch – in wenigen Ausnahmefällen – neu gewachsene Adern besser dargestellt werden. Die Untersuchung kommt im Vergleich zur Fluoreszenzangiografie deutlich seltener zum Einsatz.

Kapitel 5: Die konventionelle Therapie der trockenen Makuladegeneration

Prophylaktische Lasertherapie der Drusen

Bei der trockenen Makuladegeneration kann man die prophylaktische Lasertherapie der Drusen durchführen. Vor allem bei sehr großen Drusen berichten Patienten danach über leichte Sehverbesserungen, und es wird eine Verminderung der Drusen im Anschluss an die Behandlung beobachtet. Obwohl Nebenwirkungen dieser Therapie selten sind, gibt es doch Hinweise, dass laserbehandelte Augen schneller in die feuchte Makuladegeneration übergehen. Derzeit wird der Nutzen dieser Therapie kontrovers diskutiert. Daher kann die prophylaktische Lasertherapie nicht empfohlen werden.

Rheopherese

Die Rheopherese ist eine Blutbehandlung, bei der innerhalb einer etwa dreistündigen Sitzung – ähnlich der Dialyse – das Blut von großen Eiweißteilchen befreit wird. Einerseits macht diese Behandlung das Blut fließfähiger. Andererseits vermutet man eine Verminderung der Verschlackung der Bruch-Membran durch die Behandlung. Vergleichbare Erfolge werden mit der sehr viel weniger aufwendigen Hämatogenen Oxidationstherapie (HOT) erzielt (s. Teil III: Komplementäre Diagnostik und Therapie).

Die Rheopherese ist zeitlich und technisch sehr aufwendig. Ihre Kosten belaufen sich auf ca. 1500 Euro pro Behandlung, die derzeit nur von wenigen privaten Kostenträgern erstattet werden.

Bei dieser Behandlung werden circa 30 % der im Blut zirkulierenden Eiweiße entfernt. Dieser Prozess hat zahlreiche Effekte zur Folge, die bis heute nicht bis ins Letzte geklärt sind. Da diese Eiweißteilchen unterschiedliche Funktionen haben (unter anderem Immunabwehr, Nährstofftransport, Blutgerinnung), ist deren großangelegte Entfernung aus dem Blut für den Gesamtstoffwechsel des älteren Menschen möglicherweise nicht nur von Vorteil. Die entfernten Eiweiße werden zwar über einen Zeitraum von drei Tagen neu gebildet, aufgrund von einseitiger Ernährung und fehlender körperlicher Tätigkeit sind viele Senioren aber ohnehin in einer Eiweißmangelsituation, die durch diese Behandlung gegebenenfalls verschlechtert werden könnte.

Die Rheopherese wird nur bei trockener Makuladegeneration angewandt. Langzeituntersuchungen zeigen Stabilisierungen der Erkrankung über Jahre. Da abschließende Studien zu dieser Therapie noch ausstehen, kann sie an dieser Stelle noch nicht endgültig empfohlen werden.

Neue Forschungs- und Therapieansätze bei der trockenen Makuladegeneration

Bei der **geografischen Atrophie**, einer Sonderform der Altersabhängigen Makuladegeneration, kommt es zu einem langsam fortschreitenden Absterben von Pigmentepithelzellen. Folge davon ist ein Zugrundegehen der darüberliegenden Sehzellen mit entsprechendem Sehschärfenverlust.

Als Ursache für das Absterben der Pigmentepithelzellen vermutet man unter anderem entzündliche Reaktionen auf das in den Pigmentepithelzellen vermehrt angehäufte Lipofuszin. Lipofuszin ist durch Autofluoreszenz besonders gut sichtbar zu machen, so dass diese Methode vor allem zur Verlaufskontrolle der geografischen Atrophie angewandt wird.

Auch wenn die Ursache der Erkrankung bis heute nicht vollständig geklärt werden konnte, wurden in den letzten Jahren mehrere mögliche Mechanismen identifiziert, aus denen wiederum neue Behandlungsansätze entstanden sind. Diese sind vor allem antientzündlicher, nervenschützender und durchblutungs- und stoffwechselfördernder Natur.

Sollten sich in Prüfung befindliche therapeutische Strategien bei der geografischen Atrophie als wirksam erweisen, kämen diese möglicherweise auch bei anderen Formen der AMD zum Einsatz.

Bei allem Optimismus hinsichtlich der zunehmenden Anzahl an Prüfpräparaten und groß angelegten Studien sollte jedoch bedacht werden, dass sich die meisten Behandlungen noch in sehr frühen Stadien der Entwicklung befinden und daher erste Einschätzungen erst in einigen Jahren zu erwarten sind.

Kapitel 6: Die konventionelle Therapie der feuchten Makuladegeneration

Die medikamentöse Behandlung

Historie, aktuelle Präparate und deren Wirkweise

Die medikamentöse Behandlung der feuchten Makuladegeneration durch die Einspritzung von Medikamenten in das Auge ist ein noch relativ neuer therapeutischer Ansatz aus den Jahren 2006/2007. In dieser Zeit wurden im europäischen Raum zunächst zwei Präparate zugelassen, die den VEGF (Vascular Endothelial Growth Factor) blockieren. Hiermit soll die Neubildung von Gefäßen und die damit verbundene Schwellung und Entzündung der Netzhaut unterdrückt werden. Die Mittel heißen Macugen (Wirkstoff: Pegaptanib) und Lucentis (Wirkstoff: Ranibizumab). Beide Präparate haben sich in groß angelegten Studien als wirksam erwiesen und sind für die Anwendung am Auge zugelassen.

Auch das Mittel Avastin (Wirkstoff: Bavacizumab) gehört in diese Gruppe. Avastin wird beim metastasierenden Dickdarmkarzinom angewandt. Dort verhindert es effektiv das Neuwachstum von tumoreigenen Gefäßen. Für die Anwendung am Auge ist es derzeit nicht offiziell zugelassen, wird aber praktisch in vergleichbarer Art und Weise wie die zuerst genannten Mittel angewandt („off-label use"). Seit 2012 ist mit dem Wirkstoff Aflibercept (Handelsname Eylea) ein zusätzlicher VEGF-Blocker zugelassen.

Alle vier genannten Mittel haben unterschiedliche Blockade-Angriffspunkte. Im Vergleich ist Macugen deutlich weniger wirksam als Lucentis, Avastin und Eylea und wird daher kaum verwendet. Lucentis und Eylea sind bezogen auf ihre Effektivität auf die Verbesserung der Sehschärfe als gleichwertig und als Mittel der ersten Wahl anzusehen. Auch Avastin erscheint als nicht offiziell zugelassenes Medikament bezüglich Effektivität und Nebenwirkungsprofil gleichwertig.

Der therapeutische Effekt besteht in einer langsamen Stabilisierung des Zustandes bis hin zu einer leichten Steigerung der Sehschärfe. Er hängt davon ab, wie stark die feuchte Makuladegeneration ausgeprägt ist und wie schnell die Therapie begonnen wird. Hier gilt: Je schneller behandelt wird, umso größer sind die Erfolgsaussichten.

Um den erreichten Therapieerfolg zu erhalten, müssen die genannten Mittel derzeit alle vier bis sechs Wochen, zunächst dreimal hintereinander, höchstens aber über einen Zeitraum von zwei Jahren, ins Auge gespritzt werden. Werden diese Intervalle nicht eingehalten, kommt es in vielen Fällen zu einer unwiderruflichen

Verschlechterung der Sehschärfe. Darüber hinaus ist bekannt, dass sich bei etwa einem Drittel der Patienten die Sehverschlechterung durch die feuchte Makuladegeneration durch diese Behandlung nicht aufhalten lässt.

Zusätzlich zu der hohen Therapiebelastung durch häufige Injektionen (ambulanter Eingriff in einer Klinik, Dauer etwa 15 Minuten) müssen regelmäßige Kontrollen beim Augenarzt erfolgen. Der damit verbundene finanzielle Aufwand wird nicht in jedem Fall von den gesetzlichen Krankenkassen getragen. Üblicherweise wird vom behandelnden Augenarzt ein Kostenvoranschlag bei der Krankenkasse eingereicht. Dieser sollte so schnell wie möglich bearbeitet werden, damit bis zum Eintritt der Behandlung nicht zu viel kostbare Zeit verstreicht.

Nebenwirkungen und Komplikationen

Die Injektion der Substanzen ins Auge ist mit der gefürchteten Komplikation einer Endophthalmitis (Entzündung des Augeninneren) behaftet. Das Risiko einer solchen Komplikation ist zwar ausgesprochen niedrig, erhöht sich aber relativ mit der Anzahl der Behandlungen.

Als weitere akute Komplikation der VEGF-Blockadetherapie ist ein Einriss des Pigmentepithels im Bereich der Makula zu nennen. Diese tritt besonders dann auf, wenn es im Rahmen der feuchten Makuladegeneration zu einer flüssigkeitsbedingten Abhebung des Pigmentepithels gekommen ist. Ein Einriss des Pigmentepithels führt immer zu einer deutlichen Sehverschlechterung und ist nicht reparabel.

Rückblickende Studien der letzten zehn Jahre VEGF-Blockadetherapie zeigen, dass sich zunächst unter der Therapie in vielen Fällen eine relativ schnelle Verbesserung der Netzhautsituation mit Sehschärfenanstieg einstellt. Leider folgt diesem Erfolg ein langfristig stärkeres Absterben der Pigmentepithelzellen (so genannte begleitende geografische Atrophie) mit bleibender Sehschärfenminderung. Die therapeutische Konsequenz wäre eine Verringerung der Injektionen von VEGF-Blockern. Diese hätte im frischen Stadium der feuchtem AMD wiederum einen schnelleren Abfall der Sehschärfe zur Folge. Der optimale therapeutische Weg wird Thema zukünftiger Studien sein.

Kritische Betrachtung zur Therapie mit VEGF-Blockern

Der VEGF wird derzeit als der Verursacher für das Entstehen einer feuchten Makuladegeneration angesehen. Durch ihn wird das Neuwachstum von Gefäßen und deren Weitstellung angeregt sowie die Durchblutung durch eine Hemmung der Gerinnung gefördert. Für den

Fall einer feuchten Makuladegeneration erscheint die Blockade dieser Wirkungen an Ort und Stelle sinnvoll und hat einen, wenn auch oft nur zeitlich begrenzten, positiven Effekt.

Neben den oben genannten, eigentlich positiven und schützenden Wirkungen ist VEGF maßgeblich an Reparaturmechanismen nach Gefäßverschlüssen wie Herzinfarkt und Schlaganfall beteiligt. Daher gilt er in der Kardiologie auch als Überlebensfaktor (survival factor). Kardiologen und Internisten warnen vor einer unkritischen medikamentösen Blockade. Ihrer Einschätzung nach könnte es unter VEGF-Blockadetherapie vermehrt zu Schlaganfällen und Herzinfarkten kommen. Tatsächlich zeichnet sich unter einer VEGF-Blockadetherapie eine leicht erhöhte Rate dieser Erkrankungen ab. Darüber hinaus wurden nach Einspritzung des VEGF-Blockers ins Auge Spuren des Medikamentes im Plasma nachgewiesen, er verbleibt also nicht im Auge.

Diese Zusammenhänge sind Gegenstand aktueller wissenschaftlicher Untersuchungen und müssen noch anhand größer angelegter Statistiken belegt werden.

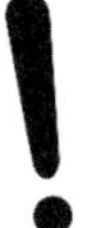

Es ist empfehlenswert, vor Beginn einer VEGF-Blockadetherapie das individuelle Herzinfarkt- bzw. Schlaganfallrisiko mit dem Internisten zu besprechen, um auf die Therapieplanung entsprechend Einfluss zu nehmen.

Neue wissenschaftliche Ansätze in Erprobung

Die Anwendung der VEGF-Blocker hat über die Jahre gezeigt, dass unter der regelmäßigen Therapie zwar die Neubildung von Gefäßen und die damit verbundene Schwellung und Entzündung der Netzhaut unterdrückt werden können, aber trotz wiederholter Anwendung leider keine effektive Rückbildung der ursprünglich gewachsenen Gefäßmembran einsetzt.

Hier erhofft man sich Fortschritte durch Kombination der VEGF-Blocker mit einem weiteren medikamentösen Blocker, dem „Platelet-Derived Growth Factor" (PDGF). PDGF ist ein von Blutplättchen ausgestoßener Botenfaktor, der die Reifung von neu gewachsenen Adern kontrolliert bzw. beschleunigt. Er soll die Wirksamkeit der bisher verwendeten VEGF-Blocker erhöhen.

Derzeit laufen diverse Studien zu unterschiedlichen zeitlichen Anwendungen der VEGF-Blocker, zur pharmakologischen Optimierung der verwandten Präparate und zur Kombinationen von VEGF- und PDGF-Blockern. Auch der Wechsel der Präparate untereinander wird untersucht. Ergebnisse sind hier erst in einigen Jahren zu erwarten.

Die negativen Aspekte der VEGF-Blockadetherapien, insbesondere die Häufigkeit der Anwendung, lassen immer wieder Ansätze der Kombination der Therapien untereinander entstehen, deren Effekte erst erforscht werden müssen. Man erhofft sich dadurch eine Ergänzung der positiven Wirkungen der einzelnen Therapien, vor allem mit dem Erfolg einer längerfristigen Stabilisierung der Sehschärfe.

Die im Folgenden dargestellten Therapien sollen daher an dieser Stelle weiterhin genannt bleiben und können noch nicht als veraltet dargestellt werden.

Photodynamische Therapie (PDT)

Bei der Photodynamischen Therapie (PDT) wird ein Mittel (Verteporfin, Handelsname Visudyne), welches das Gewebe für ein spezielles Laserlicht (Diodenlaser) sensibilisiert, in die Armvene eingespritzt. Nach etwa fünf Minuten gelangt das Mittel über den Kreislauf auch in die Adern der Netzhaut. Dort wird nun mittels Laserung eine chemische Reaktion ausgelöst, durch welche die neu wachsende Ader gezielt verödet wird. Derzeit befinden sich zahlreiche vergleichbare Mittel in der klinischen Erprobung.

Der Vorteil der Methode liegt darin, dass eine Schädigung des umliegenden Gewebes ausbleibt. Nachteilig ist zu bewerten, dass diese Behandlung in den meisten

Fällen mehrfach wiederholt werden muss, bis eine Stabilisierung und vielleicht auch eine leichte Verbesserung der Situation eintritt.

Die Behandlung ist relativ kostenintensiv und wird in ausgewählten Fällen von den Krankenkassen erstattet. Sie kommt nur bei Vorhandensein einer Sonderform der feuchten Makuladegeneration in Betracht. Die Lage der neu gebildeten Ader ist ausschlaggebend für die Anwendbarkeit der Methode. Der Arzt muss also in jedem Fall nach dem Ergebnis der Fluoreszenzangiografie individuell entscheiden, ob eine photodynamische Therapie überhaupt angewandt werden kann oder nicht.

Lasertherapie der feuchten Makuladegeneration

Die Fluoreszenz- und die ICG-Angiografie verfolgen den Zweck der genauen Lokalisation von neu wachsenden Adern, so dass diese möglichst gezielt durch eine Lasertherapie (mit einem Argonlaser) verödet werden können. Diese Lasertherapie wurde in den 1990er Jahren häufig angewandt, wird aber seit Anfang des neuen Jahrtausends zunehmend durch die anfangs genannten Therapien verdrängt.

Strahlentherapie bei feuchter AMD

1993 wurden erstmals positive Effekte einer Strahlentherapie der feuchten Makualdegeneration beschrieben. Als alleinige Therapieform hat sie sich wegen eher negativen Verlaufsformen nicht durchsetzen können, sie wird aber weiterhin als mögliche Kombinationstherapie beispielsweise zur VEGF-Blockadetherapie wissenschaftlich untersucht. Hiermit könnte möglicherweise die derzeit hohe Frequenz der Injektionen reduziert werden.

Es gibt eine Vielzahl von Bestrahlungsarten. Leider sind sie mit der Nebenwirkung einer möglichen Spätschädigung der Netzhaut und des Sehnervs behaftet, weswegen der Einsatz dieser Therapieform nur in wenigen, ausgewählten Formen der feuchten AMD in Frage kommt.

Chirurgische Eingriffe

Chirurgische Maßnahmen kommen eher selten zur Anwendung. Sie werden nur im Stadium der feuchten Makuladegeneration durchgeführt und auch nur in ausgewählten Fällen, bei denen man sich durch invasive Techniken (Operation, Laserung) noch einen Erfolg verspricht.

Allen chirurgischen Maßnahmen ist gemeinsam, dass man in einem vorgeschädigten und vor allem sehr empfindlichen Gewebe operiert. In den überwiegenden Fällen ergibt sich durch den Eingriff kein funktioneller Vorteil gegenüber dem natürlichen Verlauf. Darüber hinaus geht man immer das Risiko einer Komplikation durch den Eingriff selbst ein. Der Erfolg hängt von der individuellen Situation eines an der feuchten Makuladegeneration erkrankten Auges und von der Erfahrung des Operateurs ab. Die Entscheidung zu einem solchen operativen Eingriff ist immer eine individuelle Entscheidung und sollte einer reiflichen Risiko-Nutzen-Abwägung unterzogen werden.

Makularotation oder -translokation

Bei der Makularotation oder -translokation werden intakte Makulabezirke vom geschädigten Pigmentepithel operativ getrennt und auf ein naheliegendes, noch erhaltenes, möglichst gesundes Pigmentschicht-Aderhautstück verschoben (so genannte Translokation). Bei der Rotation wird die gesamte Netzhaut diesem Vorgang unterzogen – ein sehr aufwendiger Eingriff, bei dem im Anschluss an die Netzhautoperation zusätzlich noch eine Augenmuskelverlagerung durchgeführt werden muss. Gefürchtete Komplikationen sind Blutungen und Vernarbungsreaktionen im Auge. Bei komplikationsarmem Verlauf ist eine Besserung der Sehschärfe in ausgewählten Fällen möglich.

Submakuläre Chirurgie

Bei der submakulären Chirurgie werden die im Rahmen der feuchten Makuladegeneration neu gebildeten Adern und das damit verbundene unter die Netzhaut gelangte Blut entfernt. Dies erfordert eine vorherige chirurgische Durchtrennung der Netzhaut. Leider hat das Verfahren ein hohes Komplikationsrisiko. Es kann zum Sehverlust und zu weiteren notwendigen chirurgischen Eingriffen führen.

Resümee der konventionellen Behandlungsmethoden bei Makuladegeneration

Die Makuladegeneration ist eine frustrierende Erkrankung, für die es bislang keine einheitliche und erfolgversprechende Therapie gibt. Bis auf die umstrittene Laserbehandlung der Drusen und die aufwendige Rheopherese im trockenen Stadium der Erkrankung sind sämtliche Therapieansätze zur Anwendung erst im fortgeschrittenen Stadium der feuchten Makuladegeneration geeignet. Obwohl die Betroffenen hiermit oft große

Hoffnung auf Heilung verbinden, sind Nutzen und Erfolg nur **auf einem relativ niedrigen Sehschärfeniveau** zu erwarten. Eine befriedigende Verbesserung der Sehschärfe wird selten, meist nur eine leichte Verbesserung oder ein Stillstand der Erkrankung erzielt.

Eine effektive konventionelle Therapie im Stadium der trockenen Makuladegeneration gibt es also bislang nicht, und das oft empfohlene abwartende Verhalten führt nur weiter ins Verderben.

Durch neue wissenschaftliche Erkenntnisse (z. B. Einflüsse von Vererbung und Entzündungen) sind in den kommenden Jahren aus der konventionellen Medizin weitere medikamentöse Therapieansätze zu erwarten. Hier sind besonders ursächliche Ansatzpunkte wünschenswert, wie man sie im ganzheitlichen Ansatz findet.

Kapitel 7: Komplementäre Augenheilkunde

„Ein gesunder Körper hat auch ein gesundes Auge. Fehlt es an den Augen, so fehlt es auch am Körper."
(Sebastian Kneipp)

Erste Zeichen einer Altersabhängigen Makuladegeneration werden schon ab dem 50. Lebensjahr sichtbar. Man geht davon aus, dass 25 % der Menschen in den Industriestaaten über 60 Jahre bereits Drusen aufweisen. Der Zustand der späten, feuchten Makuladegeneration, tritt oft erst Jahre später auf.

Bedenkt man weiter, dass es bislang keine wirklich erfolgreiche Therapie gibt, um den fortgeschrittenen Zustand zu verbessern, wird klar, dass man sich verstärkt der Vorsorge der Makuladegeneration zuwenden muss.

Nur so wird man in einer immer älter werdenden Gesellschaft der rasch zunehmenden Entwicklung von sozialen und menschlichen Problemen durch diese Erkrankung begegnen können.

Die ganzheitliche Grundidee

Vorsorge kann man für den gesamten Körper und damit auch für die Augen durch naturheilkundliche und komplementäre Maßnahmen erreichen. Dazu sollte man sich zunächst mit der ganzheitlichen Denkweise vertraut machen, denn diese unterscheidet sich in vielen Punkten von der konventionellen und erfordert anfangs ein wenig Umdenkarbeit.

In der konventionellen Medizin ist man es gewöhnt, dass das erkrankte Organ, in unserem Fall die Augen, lokal und symptomatisch behandelt wird. Trockene Augen beispielsweise werden mit Augensalben versorgt, der Graue Star (Katarakt) wird operativ entfernt und durch eine Kunststofflinse ersetzt, und der erhöhte Augeninnendruck (Grüner Star oder Glaukom) wird medikamentös durch Augentropfen gesenkt.

Hinzu kommt, dass sich der Augenarzt nur für die Augen, der Zahnarzt nur für die Zähne und der Kardiologe nur für das Herz verantwortlich fühlt. Aus eigener Erfahrung weiß aber sicher jeder, dass der Körper keine Maschine aus isolierten Einzelteilen ist. Im Gegenteil: Unsere Gesundheit und unser Wohlbefinden werden durch das Zusammenspiel aller Organe, durch unsere seelische Verfassung und vieles andere mehr beeinflusst.

Die Makula ist ein Ort mit einem extrem hohen Vitamin- und Nährstoffbedarf, also mit hohem **oxidativen Stress**. Diesem sollte man mittels diverser Methoden begegnen: Nahrungsergänzung mit Mikronährstoffen, Ausrichtung der Ernährung auf diese Situation und Dosierung der Einflussfaktoren (beispielsweise durch Filterung des energiereichen Lichtes mit optischen Gläsern bzw. Reduktion des Gebrauchs von Energiesparlampen, TFT-Bildschirmen usw.). Der oxidative Stress führt zu einer schnelleren Zellalterung und damit zu einem früheren Zelltod, aber auch zur Aktivierung von Entzündungsreaktionen, die ebenfalls für einen frühen Zelltod in den betroffenen Geweben sorgen.

Des Weiteren werden Entzündungsreaktionen durch bestimmte Substanzen, die speziell an der Entstehung der Makuladegeneration beteiligt sind, aktiviert, z. B. durch Ablagerungen in und unter dem Pigmentepithel (Drusen und Lipofuszin) und durch AGEs (siehe weiter unten). Dazu kommen zahlreiche Einflussfaktoren, durch die Entzündungsreaktionen angeregt und verstärkt werden, z. B.

- UV-Strahlung
- Tabak- und Alkoholkonsum
- Umweltgiftbelastung (Schwermetalle, Lösungsmittel, Pestizide)
- Stress und extreme körperliche Belastung

- Ungesunde Ernährung (hochkalorisch, ballaststoffarm, arm an ungesättigten Fettsäuren)
- Übersäuerung des Gewebes
- Medikamente

Oxidativer Stress, Entzündungsvorgänge und vor allem die ihnen vorausgehenden Gewebeveränderungen sind nicht nur auf das Auge beschränkt, sondern im Allgemeinen ein gesamtkörperliches Problem. Die Makula ist durch ihre besondere Konstellation lediglich eine körperliche Schwachstelle mit höchsten Ansprüchen an Durchblutung und Stoffwechsel.

Die ganzheitliche Vorbeugung bezogen auf die Makuladegeneration zielt auf die Durchblutungsförderung und Regeneration und besonders auf die Verminderung entzündlicher Einflüsse im gesamten Körper. Maßnahmen sind Gewebeentschlackung, Entsäuerung, Beseitigung von Umweltgiften, Reduktion des oxidativen Stresses durch den gezielten Ersatz von Mikronährstoffen und Ernährungsumstellung.

Die komplementäre Medizin sucht in einem größeren Umfeld und auf der Basis unterschiedlicher Denkansätze und Theorien nach den Entstehungsursachen von Krankheiten. Besonders anschaulich ist das System der Grundregulation, das Prof. Dr. Alfred Pischinger zuerst formulierte und das von Prof. Dr. Hartmut Heine wissenschaftlich weiterentwickelt wurde. Anhand des zweiten hier vorgestellten Modells, dem der Chinesischen Medizin, lassen sich größere Zusammenhänge der möglichen Entstehung der Makuladegeneration aufzeigen.

Diese Theorien helfen dem Leser, die ganzheitliche Sichtweise und Logik der Erkrankung zu verstehen, so dass als Folge die richtigen Schritte veranlasst werden können.

Alfred Pischingers System der Grundregulation

1953 formulierte Alfred Pischinger sein System der Grundregulation. Danach sind unsere Organzellen – wie Fische im Wasser – in eine Zwischenzellsubstanz eingebettet. Sie besteht zu etwa 70 % aus Wasser, das an Eiweiße und Kohlenhydrate gebunden ist, und wird als **Grundsubstanz** bezeichnet. Pischinger ging davon aus, dass alle Nahrungsbestandteile, Sauerstoff, Vitamine und Mineralien usw. erst die Grundsubstanz durchlaufen, bevor sie in die Zellen gelangen. Andersherum gelangen Stoffwechselabfallprodukte der Zellen erst in die Grundsubstanz, bevor sie ausgeschieden werden können. Sie ist also eine Art Transitstrecke für den gesamten Stoffaustausch der Zellen.

Wie für das Überleben der Fische die Qualität des umgebenden Wassers entscheidend ist, ist die Grundsubstanz für den Menschen ein ausgleichendes, regulierendes Element, und ihre Qualität ist maßgeblich verantwortlich für unser Wohlbefinden und unsere Gesundheit. Jede Störung der Grundsubstanz kann zu Organstörungen und somit zu Krankheit führen, die anfangs nur leicht, bei ausbleibender Reinigung aber immer stärker ist.

Die Altersabhängige Makuladegeneration, verursacht durch die stetig sinkende Nährstoffversorgung einerseits und die parallel ansteigende Problematik der Abfallentsorgung andererseits, ist ein gutes Beispiel für die Folgen einer gestörten Grundsubstanz.

Die Gesamtheit der Störungen der Grundsubstanz nennt man **Verschlackung**. Unter **Schlacken** ist alles für den Stoffwechsel Unverwertbare zu verstehen, z. B. nicht abbaufähige Abfallprodukte von abgestorbenen Sehzellen.

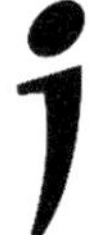

Täglich müssen bis zu 10 000 Sehzellen erneuert werden. Bei einem so großen Verbrauch fallen auch viele Abfallprodukte an.

Abfallprodukte sammeln sich in Form von Drusen in der Nähe der Pigmentschicht oder als fettige Substanzen in der Bruch-Membran an. Auch Umweltgifte (besonders Pestizide), Schwermetalle, nicht verwertete Nahrungsbestandteile und die Ansammlung saurer Stoffwechselprodukte (s. weiter unten) spielen für die Verschlackung der Grundsubstanz eine wichtige Rolle.

Ein interessantes Beispiel für Verschlackung sind die so genannten **AGE**s (**A**dvanced **G**lycation **E**nd Products). AGEs sind nicht abbaubare chemische Verbindungen von Eiweißen mit Zucker. Sie entstehen beispielsweise, wenn Milch beim Kochen anbrennt oder Fleisch angebraten wird. Die wohlschmeckende braune Kruste am Brot und die knusprige Haut an Braten oder Hähnchen bestehen überwiegend aus AGEs.

AGEs werden mit einer Vielzahl von Erkrankungen in Verbindung gebracht, man findet sie zum Beispiel in erhöhter Konzentration bei Patienten mit Diabetes und Alzheimer-Demenz. In der Augenheilkunde werden sie als Mitverursacher des Grauen Stars (Katarakt) und der diabetischen Netzhauterkrankung diskutiert. Neue wissenschaftliche Erkenntnisse belegen ihre Beteiligung auch an der Makuladegeneration. So konnten sie vermehrt im Lipofuszin der Pigmentepithelzellen, in Drusen und in der Bruch-Membran nachgewiesen werden. Dort fördern sie Entzündungsreaktionen, durch welche die Pigmentepithelzellen frühzeitig absterben.

Altersabhängig nimmt die Zahl der AGEs im Körper stetig zu. Die Ernährung spielt dabei eine große Rolle, denn bestimmte Vitamine können die Bildung dieser schädlichen Stoffe vermindern und ihre negativen Auswirkungen auf die Gesundheit reduzieren (siehe auch Hinweise für den Zuckerkonsum ab Seite 155).

Entschlackung und Regulation

In Kenntnis dieser Zusammenhänge kann man sich einen ganzheitlichen Therapieansatz in zwei Stufen herleiten:

- Im ersten Schritt (**Therapiestufe I**) geht es um die Reinigung des Zellmilieus durch Entgiftung und Entschlackung der Grundsubstanz.
- Im zweiten Schritt (**Therapiestufe II**) werden die körpereigenen Kräfte zur Regeneration angeregt.

Wichtig ist dabei die strenge Einhaltung der Reihenfolge, da sonst die aufwendige Therapie nicht zum Erfolg führt. Wenn man versucht, die Reaktionsfreudigkeit von Organzellen in einem stark verschlackten Milieu durch Therapiemethoden des zweiten Schrittes zu verbessern, hat man, wenn überhaupt, nur kurzzeitige Erfolge. Der Patient fällt meistens innerhalb von kurzer Zeit wieder in die üblichen krankhaften Muster zurück.

Beispielsweise werden oft Akupunkturen durchgeführt, ohne dass zuvor der Verschlackungsgrad untersucht oder eine Reinigung der Grundsubstanz durchgeführt wurde. Aufgrund einer Reaktionsträgheit des verschlackten Gewebes bleibt bei diesen Behandlungen der gewünschte Erfolg mitunter aus. Vor Beginn einer Akupunktur ist es daher ratsam, zumindest den Verschlackungsgrad des Organismus zu untersuchen, um zu entscheiden, ob vor einer solchen Behandlung eine Entschlackung durchgeführt werden sollte.

Abfallbeseitigung und Entgiftung

Die Vielzahl von Einzelfaktoren, die die Grundsubstanz belasten und verschlacken, kann man anschaulich im Bild eines Fasses darstellen, das im Laufe des Lebens je nach Belastung mehr oder weniger schnell gefüllt wird. Erst beim Überlaufen dieses Fasses kommt es zu Krankheitszeichen (Abbildung 16). Die Größe des Fasses wird jedem Menschen mit in die Wiege gelegt. Auch die Fähigkeit, das Fass zu entleeren, also die Fähigkeit zur Entgiftung, ist individuell unterschiedlich ausgeprägt.

Läuft das Fass über, z. B. durch eine eigentlich harmlose Erkältung, kommt es zur Überlastung der Grundsubstanz, und eine schwerwiegende Erkrankung kann zutage treten. Durch die Anregung der körpereigenen Entgiftung kann die Belastung der Grundsubstanz, sozusagen der Pegel im Fass, niedrig gehalten werden.

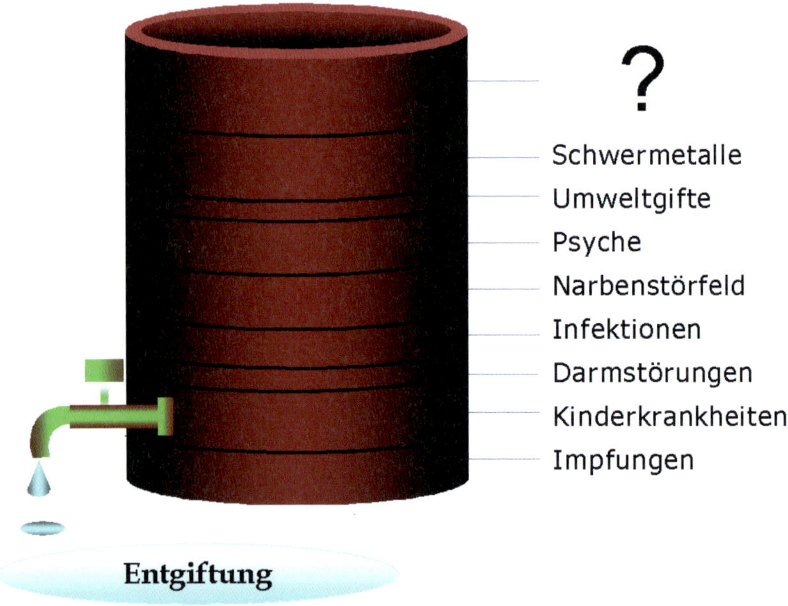

Abbildung 16: Schematische Darstellung der Grundsubstanz als Fass, das im Laufe des Lebens durch Belastungen gefüllt wird.

Ziel einer ganzheitlichen Therapie, aber auch einer ganzheitlichen Lebensphilosophie ist es, einerseits das Fass durch eine möglichst solide Lebensführung nicht zu schnell zu füllen und andererseits die Entgiftung immer wieder anzuregen. Ratschläge wie regelmäßige sportliche Betätigung, möglichst an frischer Luft, ausgewogene Ernährung, viel Schlaf und Verminderung von Stresseinflüssen sind wohlbekannt.

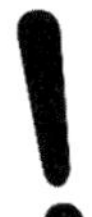

Eine tägliche Trinkmenge von 1,5–2 Litern hält die Grundsubstanz sauber und ist bereits als Entgiftungsmaßnahme einzustufen.

Bezogen auf die spezielle Problemsituation der Makuladegeneration sollten dort die Abfallbeseitigung durch die Pigmentschicht verbessert, das Blut fließfähiger gemacht, die Elastizität der Adern verbessert, wenn möglich Verkalkungen der Gefäßwände aufgelöst und die beschädigten Sehzellen regeneriert werden.

In der folgenden Übersicht sind die grundsätzlichen Störungen, die der Makuladegeneration zugrunde liegen können und der daraus folgende therapeutische Ansatz zusammengefasst. Die praktischen Einzelheiten dazu werden in den folgenden Kapiteln ausführlich besprochen.

Problem	**Ganzheitliche Therapie**
Entgiftungsstörung und Verschlackung im Bereich der Pigmentschicht	– Anregung des Stoffwechsels – Entgiftung über Leber, Niere und Darm

Problem	Ganzheitliche Therapie
Durchblutungsstörung mit Verlängerung der Transitstrecke für Sauerstoff, Vitamine und Nährstoffe	– Verkürzung der Transitstrecke durch Entschlackung und Entgiftung der Grundsubstanz – Verbesserung der Fließfähigkeit des Blutes – Erhöhung des Sauerstoff-, Vitamin- und Nährstoffgehalts im Blut
Reduzierte Aufnahme von Vitaminen und Nährstoffen durch krankhafte Darmkeimbesiedlung oder durch falsche Ernährung	– Darmsanierung – Gezielter Ersatz von Nährstoffen

Das alles klingt zunächst nach einer großen, unlösbaren Aufgabe. Da die Therapie aber in einem dem Gesundheitszustand angemessenen Zeitraum Schritt für Schritt durchgeführt wird und man im Laufe der Behandlung – allein schon durch die Entgiftung – per se eine zunehmende Besserung des Allgemeinbefindens verspürt, wird man in dem begonnenen Weg bestätigt und verfolgt ihn umso lieber bis zum Ziel.

Die chinesische Medizin

Zwölf Organsysteme

Für das Verständnis vieler ganzheitlicher Therapieansätze sind die Grundlagen der chinesischen Medizin unentbehrlich. Da sich die Vorstellungen der chinesischen und der westlichen Medizin stark voneinander unterscheiden, ist es für den Europäer nicht immer einfach, diese Heilweise zu verstehen.

In der chinesischen Medizin werden die Organe wie Herz oder Leber nicht isoliert betrachtet. Sie sind eingebunden in so genannte Organsysteme, deren Lokalisation im Körper durch Leitbahnen repräsentiert wird. Diese Leitbahnen, Meridiane genannt, werden z. B. für die Akupunktur genutzt.

Am Beispiel der Leber soll dieses verdeutlicht werden: Für das Auge hat das Organsystem der Leber eine große Bedeutung. Aus chinesischer Sicht ist nicht nur die Leber allein gemeint, sondern zusätzlich die Gesamtheit der dazugehörigen Verbindungen zu anderen Körperbereichen, in diesem Falle zu Teilen des Knie- und Hüftgelenkes, zu Teilen der Lunge und schließlich auch zum Auge.

In der chinesischen Medizin sind zwölf solcher Organsysteme bekannt: Gallenblase, Leber, Lunge, Dickdarm, Magen, Milz, Herz, Dünndarm, Harnblase, Niere,

Herzbeutel und Sanjiao (Dreifacherwärmer). Die Organsysteme sind in einer festgelegten Reihenfolge miteinander verbunden und in einer Art großem Kreislauf hintereinandergeschaltet. In diesem Kreislauf fließt die Lebensenergie, das so genannte Qi (sprich: schi).

Qi (Lebensenergie)
Die Menge der Lebensenergie ist von Kindheit an angelegt. An einem Tag (24 Stunden) durchströmt das Qi alle zwölf Organsysteme in ihrer speziellen Reihenfolge. Durch bestimmte Maßnahmen zu bestimmten Tageszeiten kann das Qi in einem Organsystem gestärkt oder geschwächt werden. Ruhe beispielsweise stärkt die Lebensenergie.

Ein weiteres chinesisches Grundprinzip ist die Unterscheidung von Yin und Yang. Es symbolisiert zwei entgegengesetzte Pole. Das Yin steht hierbei unter anderem für Weiblichkeit und Passivität, im Gegensatz zum männlichen und aktiven Prinzip, dem Yang. Und obwohl Yin und Yang gegensätzlich sind, sind sie auch voneinander abhängig: Das eine kann ohne das andere nicht existieren. Die folgende Übersicht zeigt einige Yin- und Yang-Aspekte:

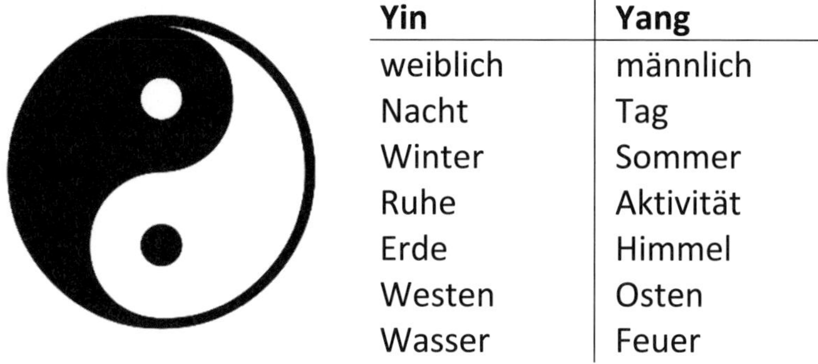

Yin	Yang
weiblich	männlich
Nacht	Tag
Winter	Sommer
Ruhe	Aktivität
Erde	Himmel
Westen	Osten
Wasser	Feuer

Die zwölf Organsysteme sind ebenfalls nach Yin und Yang unterteilt, hierbei gehört zu jedem Yin-Organsystem der passende Yang-Partner. Die Leber ist z. B. ein Yin-Organ, ihr Partner, die Gallenblase, ist ein Yang-Organ, beide sind so genannte gekoppelte Organe bzw. Meridiane.

Beim gesunden Menschen befinden sich die beiden Pole im Gleichgewicht. Krankheiten werden von chinesischen Ärzten als Ungleichgewichte von Yin und Yang eingestuft. Die Wiederherstellung des Gleichgewichtes, beispielsweise durch Akupunktur, führt zur Gesundung.

Die chinesische Diagnostik und Therapie

Die ganzheitliche Beurteilung eines Menschen ist aus chinesischer Sicht ausgesprochen komplex und vielschichtig. Unzählige Aspekte fließen hier mit ein.

Der chinesisch arbeitende Arzt bedient sich zur Diagnosestellung der Antlitz- und Zungendiagnostik und untersucht den Puls nach einer Vielzahl von Kriterien, die dem Arzt der westlichen Medizin völlig unbekannt sind. Auch die Betrachtung der Augen ist ein wesentlicher Teil der Diagnostik. Hierbei spiegeln unterschiedliche Augenbezirke den Zustand bestimmter Organsysteme wider (Abb. 17).

Tages- und Jahreszeiten, klimatische Verhältnisse und vom Patienten bevorzugte Geschmacks- und Farbrichtungen oder Emotionen wie Angst, Wut und Furcht gehen ebenfalls mit in die Diagnostik ein.

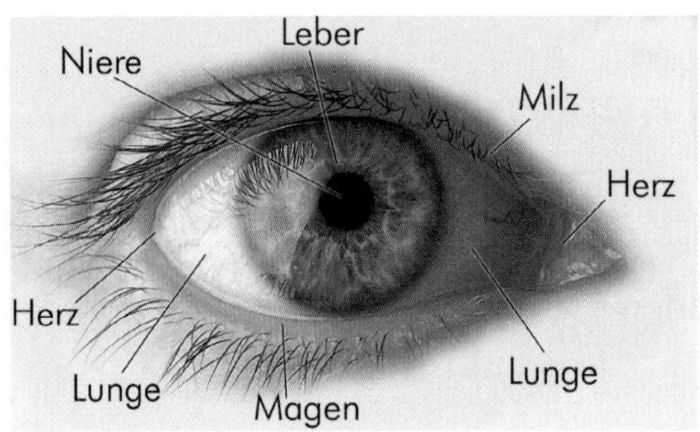

Abbildung 17: Organsysteme in Augenbezirken

In der Therapie spielen Verhaltensmaßregeln und die Ernährung eine große Rolle. Hier hat auch die chinesische Kräuterheilkunde ihren festen Platz – und natürlich die Akupunktur, die sich in Europa nicht zuletzt durch ihre Erfolge in der Schmerztherapie zunehmender Beliebtheit erfreut.

Meridiane durchziehen Organe und Gewebe, laufen hauptsächlich unter der Hautoberfläche, aber auch durch innere Organe, durch das Lymphgewebe, versorgen Nasennebenhöhlen und laufen bis ins Gehirn. An bestimmten Punkten öffnen sie sich zur Körperoberfläche. Diese Stellen nennt man Akupunkturpunkte. Durch Stechen dieser Punkte mit speziellen Nadeln kann man den bei Krankheit gestörten Energiefluss wieder ins Gleichgewicht bringen. Ziel der Behandlung ist es, Störfaktoren zu beseitigen und damit einen „heilenden“ Energiefluss zu erzeugen.

Gallenblasen- und Lebermeridian

Das Auge wird durch den **Gallenblasen**- und den **Lebermeridian** gesteuert. Beide sind Partner und gehören in der chinesischen Medizin untrennbar zusammen. Der Gallenblasenmeridian (Abbildung 18 links) entspringt am seitlichen Augenwinkel, durchzieht das gesamte Gehirn, verläuft seitlich am Rumpf entlang, durch das Hüft- und Kniegelenk und schließlich am Bein hinab bis zur vierten Zehe. Dort zweigt ein kleiner Ast ab, der quer über den Fuß zur großen Zehe verläuft, um sich dort mit dem Lebermeridian zu verbinden.

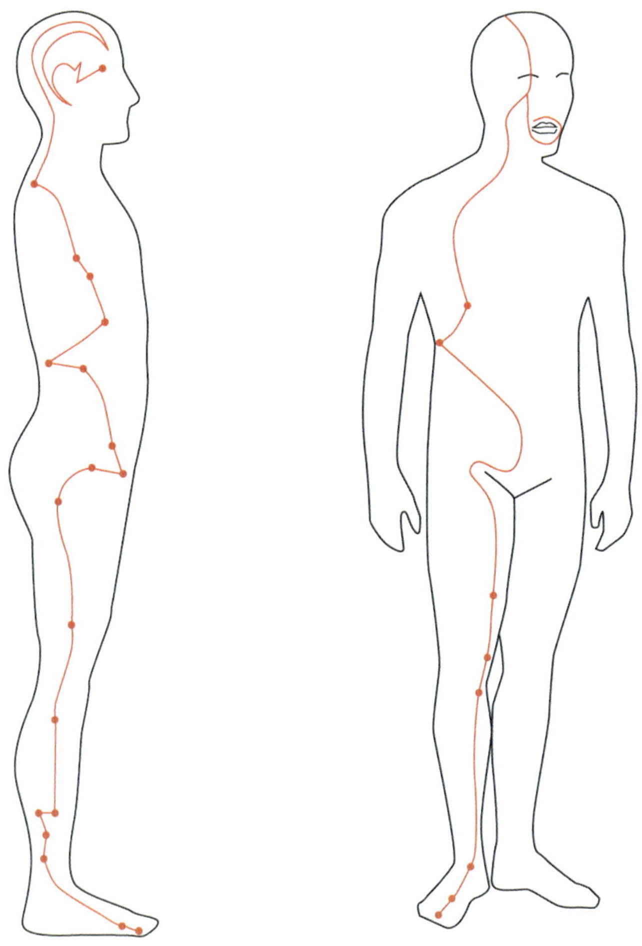

Abbildung 18: Verlauf von Gallenblasen- (links) und Lebermeridian (rechts)

Der Lebermeridian (Abbildung 18 rechts) verläuft am inneren Knöchel vorbei, entlang der Unterschenkelinnenseite, durch die inneren Anteile des Kniegelenks, durch die Leiste, durch Teile des Darmes und vor allem durch die Leber, unser größtes und wichtigstes Entgiftungsorgan. Nach seinem weiteren Verlauf durch innere Teile des Brustkorbes geht er durch den Eckzahn im Oberkiefer (dem so genannten „Augenzahn"), um dann im Auge zu enden.

Das Auge ist Bestandteil des Lebermeridians, und Augenerkrankungen können im Bereich des Lebermeridians oder im Bereich des mit ihm gekoppelten Gallenblasenmeridians verursacht werden. So sind Hüftgelenksprobleme, Lebererkrankungen oder Wurzelentzündungen des Augenzahnes, aber auch Narben im Verlauf des betroffenen Meridians oder unverträgliche Materialien für Prothesen (Hüftgelenks-, Kniegelenksprothese, Zahnfüllungsmaterialien) mögliche Störenfriede.

Auf der seelischen Ebene schaden gestaute Aggression und Wut dem Gallenblasenmeridian und können so indirekt Augenprobleme verursachen. Die beschriebenen Störungen lösen ein energetisches Ungleichgewicht im Verlauf des Meridians aus, das auch **Blockade** genannt wird. Diese kann mit Hilfe der Akupunktur behoben werden.

Die Kombination des chinesischen Ansatzes mit der westlichen Medizin birgt eine Erweiterung des Horizontes und damit der therapeutischen Möglichkeiten in sich. Der Blick auf „weiter entfernt gelegene" Ursprungsorgane, das Wissen um den Einfluss des Klimas und der Psyche sowie die Bedeutung der Ernährung lassen viele Erkrankungen, so auch die Makuladegeneration, in einem neuen Licht erscheinen und eröffnen damit zusätzliche neue Therapiemöglichkeiten.

Kapitel 8: Methoden der komplementären Diagnostik

Vor Beginn einer ganzheitlichen Therapie ist es außerordentlich wichtig, eine gründliche Diagnostik vornehmen zu lassen.

Da jeder Patient aus ganzheitlicher Sicht eine Vielzahl von unterschiedlichen Belastungen aufweist und eine naturheilkundliche Therapie immer individuell zugeschnitten und zielgerichtet ist, hängt ihr Gelingen sehr stark von der Qualität und der Genauigkeit der Diagnostik ab.

Die Krankenvorgeschichte

Am Anfang jeder Diagnostik steht die ausführliche Erhebung der Krankenvorgeschichte des Patienten. Den ganzheitlich arbeitenden Augenarzt interessieren dabei nicht nur die Augenbeschwerden wie Sehverschlechterung oder abnehmende Lesefähigkeit. Vielmehr wird er auch nach Kinderkrankheiten, gesundheitlichen Problemen nach Impfungen oder Zahnbehandlungen fragen.

Besonders folgende Erkrankungen haben einen Einfluss auf den gesamten Körper und können schon im Vorfeld auf das Vorliegen von Durchblutungsstörungen hinweisen, die auch einer Makuladegeneration zugrunde liegen:

- Bluthochdruck oder schwankender Blutdruck
- Herzinfarkt und/ oder Schlaganfall, auch bei Familienmitgliedern bzw. Verwandten
- Hörsturz, Tinnitus
- Schwindel
- Arterienverkalkung und/ oder Verschlüsse der Halsschlagader (Arteria carotis)
- Durchblutungsstörungen in den Extremitäten (kalte Hände, kalte Füße)

Für die Erhebung der Krankenvorgeschichte fragt der Arzt auch nach Ernährungsgewohnheiten, der Freizeitgestaltung und einem möglichen Kontakt mit Umweltgiften. Schließlich werden noch das soziale Umfeld und die psychische Verfassung des Erkrankten abgefragt, denn sie spielen eine große Rolle bei der Aussicht auf Besserung oder Heilung. Ungelöste seelische Konflikte, angestaute Aggression oder anhaltende Stresssituationen (z. B. durch Pflege eines erkrankten Partners, Verlust einer Bezugsperson) können unüberwindbare Hindernisse bei der Behandlung darstellen. Umso wichtiger ist es, dass der Patient oder die Patientin sich auch innerlich öffnet und eine Behandlung dieser Probleme ermöglicht.

Die Elektroakupunktur

Die Elektroakupunktur nach Dr. Voll (EAV) ist für den ganzheitlich arbeitenden Therapeuten eine geeignete Testmethode, um Aussagen über den Verschlackungsgrad in der Grundsubstanz zu treffen.

Hierbei geht man davon aus, dass jede Substanz, beispielsweise Pestizide oder Quecksilber, ein spezielles elektromagnetisches Schwingungsmuster abstrahlt. Die Schwingungen werden bei der Elektroakupunktur abgegriffen und bezüglich ihrer Stärke eingestuft. So kann man Rückschlüsse auf die Höhe der Belastung mit dem jeweiligen Schadstoff ziehen. Dabei werden nicht nur die im Folgenden ausführlicher besprochenen Umweltgifte getestet, sondern auch eine Vielzahl von Belastungen unterschiedlichster Herkunft (infektiöse Belastungen, Stoffwechselstörungen).

Vergiftung mit Pflanzenschutzmitteln

Bis vor einigen Jahren war lediglich bekannt, dass im Tierversuch durch gezielte Vergiftung mit Pestiziden Makuladegenerationen ausgelöst werden können. Neuere Studien aus Japan, Indien und den USA belegen mittlerweile eindeutig einen Zusammenhang zwischen der Aufnahme von Pflanzenschutzmitteln und der Entstehung einer Makuladegeneration beim Menschen.

In der Konsequenz sollte man den Kontakt zu Pflanzenschutzmitteln möglichst vermeiden. Praktisch bedeutet dies, dass man sich entweder von biologisch angebautem Obst und Gemüse, das pflanzenschutzmittelfrei gezogen wurde, ernährt oder zumindest darauf achtet, die entsprechenden Nahrungsmittel prinzipiell gründlich zu waschen. Auch bezüglich des Umganges mit diesen Stoffen im eigenen Haus oder Garten (Vorsicht: Holzschutzmittel und Insektensprays enthalten ähnliche Verbindungen) sollte man möglichst sparsam sein oder, sofern möglich, gleich ganz auf alternative Verfahren umsatteln.

Vergiftung mit Schwermetallen

Schwermetalle können ganz erheblich zur Belastung und Verschlackung des Körpers beitragen. Die wichtigsten Vertreter dieser Gruppe sind **Quecksilber** (vor allem aus Amalgam, leider auch über Fischgenuss), **Palladium** (Zahnfüllungen aus Goldlegierungen) und **Cadmium**. Nur das Cadmium soll im Folgenden näher beschrieben werden.

Cadmium wird hauptsächlich über die Nahrung aufgenommen, z. B. über Getreide (Brot) oder Kartoffeln, die auf belasteten Böden gezogen wurden. Die Tabakpflanze reichert Cadmium besonders stark an. Deswegen sind Raucher vorzugsweise mit dem Schwermetall belastet.

Neuere Untersuchungen belegen eine Anhäufung (Akkumulation) von Cadmium in der Aderhaut und der Netzhaut, und zwar besonders in der Pigmentschicht. Dort übt das Schwermetall vermutlich einen negativen Effekt auf den lebenswichtigen Zinkstoffwechsel aus und kann somit vermutlich eine Makuladegeneration mit verursachen und verschlechtern.

Vergiftung mit Aluminium

Bei der Elektroakupunktur von Patienten mit Makuladegeneration lassen sich hohe Belastungen mit **Aluminium** testen. Dieses Leichtmetall ist zu einem allgegenwärtigen Begleiter geworden. Es findet sich in beschichteten Teflonpfannen, in Aluminiumgeschirr, Konservendosen und Alufolie, im Trinkwasser, in Medikamenten und Kosmetika, als Nahrungsmittelzusatzstoff und auch in Lebensmitteln (Karotten, Soja, Kräuter, Gewürze), die dieses Metall anreichern. Erwähnenswert ist in diesem Zusammenhang der möglicherweise hohe Aluminiumgehalt in Kindernahrung auf Sojamilchbasis. Die Alzheimer-Forschung verdächtigt Aluminium seit langem, Auslöser oder zumindest Mitverursacher der

Erkrankung zu sein. Grund dafür ist seine toxische Wirkung auf das gesamte zentrale Nervensystem und somit auch auf die Augen.

Aluminiumhaltige Zusatzstoffe in Lebensmitteln	
Farbstoff:	Aluminium E173
Stabilisatoren:	Aluminiumsulfat E520
	Aluminiumnatriumsulfat E521
	Aluminiumammoniumsulfat E523
Trennmittel:	Natriumaluminiumsilikat E554
	Kaliumaluminiumsilikat E555
	Calciumaluminiumsilikat E556
	Calciumaluminat E598

Eine komplette Vermeidung von Aluminium ist nach dem heutigen Stand der Wissenschaft nicht mehr möglich. In Kenntnis der oben genannten Zusammenhänge ist aber zumindest eine Reduzierung der Belastung im täglichen Umfeld möglich:

– Verzichten Sie im Haushalt auf Alufolie.
– Kaufen Sie keine Lebensmittel in Konservendosen.
– Kochen Sie mit unbeschichtetem Geschirr (z. B. aus Edelstahl).
– Achten Sie beim Kauf von Kosmetika darauf, dass keine synthetischen Aluminiumverbindungen wie Aluminiumchlorid, Aluminiumchlorhydrat usw. enthalten sind.

Aluminium wird bei intakter Nierenfunktion effektiv über den Urin ausgeschieden. Eine naturheilkundliche pflanzliche Ausleitung wie unten beschrieben ist bei diesem Metall daher sehr wirksam.

Laboruntersuchungen

Für zahlreiche ganzheitliche Fragestellungen gibt es spezielle Laboruntersuchungen, die aufgrund ihrer Vielzahl an dieser Stelle nicht aufgeführt werden können. Hier sollen nur diejenigen genannt werden, die bei der Makuladegeneration besonders sinnvoll sind. Weitere Laboruntersuchungen werden vom behandelnden Arzt angeordnet.

Untersuchung des Blutes auf Fließfähigkeit

Da bei der Makuladegeneration die gestörte Durchblutung eine große Rolle spielt, ist die Fließfähigkeit des Blutes mit ausschlaggebend. Hinweise auf Störungen bekommt man bereits bei der herkömmlichen Untersuchung des Blutbildes. In der täglichen Praxis kann der Therapieerfolg sehr gut an einfachen Fließuntersuchungen oder aber, dem Augenarzt bestens optisch zugänglich, an der Durchblutung der Bindehautadern gemessen werden.

Homozystein

Die Makuladegeneration ist in den überwiegenden Fällen kein isoliertes Krankheitsbild, oftmals liegen gleichzeitig Durchblutungsstörungen anderer Organsysteme vor. Hier ist die Untersuchung des Stoffwechselmarkers **Homozystein*** empfehlenswert, bei dessen Erhöhung ein größeres Risiko besteht, eine Makuladegeneration und/ oder eine kardiovaskuläre Erkrankung wie Herzinfarkt oder Schlaganfall zu bekommen. Homozystein ist ein schädlicher Eiweißbaustein, der im Körper als Abfallprodukt entsteht.

Erhöhte Homozysteinspiegel wurden bei Patienten mit feuchter Makuladegeneration nachgewiesen. Neben dem Cholesterin wird dieser Stoff heute als eigenständiger Risikofaktor für Gefäßveränderungen angesehen. Neue Erkenntnisse deuten auch auf einen Zusammenhang von erhöhtem Homozysteinspiegel und der Entstehung der Alzheimerkrankheit hin.

Zahlreiche Arzneimittel, z. B. Fibrate (Lipidsenker), Omeprazol (Magenmittel), die „Pille“, Theophyllin (Asthmamittel), Metformin (Antidiabetikum), aber auch Koffein, Alkohol und Nikotin erhöhen den Homozysteinspiegel. Hier sollte einerseits nach medikamentösen Alternativen, beispielsweise aus dem Bereich der Pflanzenheilkunde, gesucht werden und andererseits der erhöhte Homozysteinspiegel mit den unten genannten Vitaminen gesenkt werden.

*** Homozystein**

Homozystein ist ein schädlicher Eiweißbaustein, der im Körper als Abfallprodukt entsteht. Beim jungen und gesunden Menschen, der ausreichend mit Vitaminen und Nährstoffen versorgt ist, wird das Homozystein schnell in ungefährliche Substanzen abgebaut.

Dafür müssen im Körper jedoch die Vitamine Folsäure, B6 und B12 in ausreichenden Mengen zur Verfügung stehen. Deren Mangel ist die hauptsächliche Ursache für erhöhte Homozysteinwerte im Blut. Daneben spielen auch erbliche Veranlagungen eine Rolle.

Oxidativer Stress und Nährstoffstatus

Der Begriff „oxidativer Stress“ fiel weiter oben im Zusammenhang mit der besonderen Belastung und Beanspruchung der Makula durch UV-Licht.

Beim oxidativen Stress entstehen im Gewebe so genannte freie Radikale. Das sind Stoffwechselprodukte, die zu einer schnelleren Gewebealterung führen. Ihre Entstehung wird eingegrenzt, wenn dem Körper zur

Abwehr genügend Vitamine und Nährstoffe zur Verfügung stehen. Mögliche Auslöser für oxidativen Stress sind:

- Alkoholkonsum und Rauchen
- UV-Strahlung
- Luftverschmutzung (Ozon, Stickstoffdioxid)
- Umweltgifte (Schwermetalle, Pestizide)
- Stress und extreme körperliche Belastung
- Einseitige Ernährung
- Erhöhte Homozysteinspiegel
- Medikamente (z. B. Paracetamol, Zytostatika, einige Antibiotika)

Bei der Makuladegeneration vermutet man, dass es genetisch bedingt eine individuell unterschiedliche Empfindlichkeit gegenüber oxidativem Stress gibt. Im Übrigen zeichnen sich Augenlinse und Makula durch einen ohnehin sehr hohen Vitaminbedarf aus. So kann z. B. ein verfrüht auftretender Grauer Star ein Hinweis auf eine Vitaminmangelsituation sein.

Labortechnisch empfiehlt sich sowohl die Untersuchung des oxidativen Stresses, als auch – je nach individueller Fragestellung – die Untersuchung spezieller Vitamine im Blut. Hierbei ist auch immer die genaue Angabe der eingenommenen herkömmlichen Arzneimittel wichtig, da diese, besonders bei Langzeiteinnahme, den Vitaminhaushalt empfindlich stören können.

i Eine orientierende Untersuchung des oxidativen Stresses im Blut ist mit Hilfe von Schnelltests (Testdauer wenige Minuten) in der Praxis möglich. Dabei wird – wie beim Blutzucker-Test – ein Tropfen Blut aus der Fingerbeere entnommen und in einem Spezialgerät untersucht. Bei erhöhten Werten sind spezielle Laboruntersuchungen nötig, um die genaue Herkunft des oxidativen Stresses abzuklären.

Säure-Basenstatus

Die heutige Lebensweise führt im Laufe des Lebens zur Übersäuerung des Gewebes, denn die „moderne" Ernährung (wenig Ballaststoffe, wenig Obst und Gemüse, zu wenig Flüssigkeit und stattdessen vermehrt Kohlenhydrate in Form von Zucker und Weißmehlspeisen, Kaffee, gesüßte Getränke, Alkohol), aber auch Zeitmangel, zu wenig körperliche Bewegung und psychischer Stress haben eine vermehrte Bildung saurer Stoffwechselprodukte zur Folge.

Die Regulation des Säure-Basenhaushaltes ist sehr wichtig, da im Körper bestimmte Stoffwechselvorgänge nur optimal ablaufen können, wenn der dafür notwendige pH-Wert vorliegt.

Die Übersäuerung ist ein wichtiger Teil der Verschlackung der Grundsubstanz, sie verhindert unter anderem das Ausscheiden von Umweltgiften, Schwermetallen und vielen Stoffwechselendprodukten.

Das Maß für den Säure-Basenhaushalt ist der so genannte pH-Wert. Er sagt etwas darüber aus, ob ein saures oder ein basisches Milieu vorliegt. Ein pH-Wert von 7 ist neutral, niedrigere Werte geben den sauren, höhere Werte den basischen Zustand wieder. Im Magen herrscht – zu Verdauungszwecken – mit einem pH-Wert von etwa 1,0–2,0 der sauerste Bereich des Körpers.
An dieser Stelle ist die Säure notwendig und erwünscht, in vielen anderen Geweben aber, besonders in der Grundsubstanz, führt sie zu Funktionseinbußen bis hin zu Krankheiten.
Eine Rheumaerkrankung beispielsweise steht oftmals mit einer starken Übersäuerung des Gewebes in Zusammenhang. Muskelschmerzen und Steifigkeit der Gelenke lassen sich dadurch erklären.

Kapitel 9: Die komplementäre Therapie der Makuladegeneration

Die Makuladegeneration ist eine Erkrankung, die vermutlich mit einer starken Verschlackung des Gewebes und mit einer daraus folgenden Funktionseinbuße der Netzhautzellen bis hin zu deren Absterben einhergeht. Wie zuvor besprochen, erfolgt die ganzheitliche Therapie in zwei Schritten, und zwar zunächst in einer **Entgiftung und Entschlackung** (Therapiestufe I) und anschließend in der **Regulation und Regeneration** der geschädigten Strukturen (Therapiestufe II).

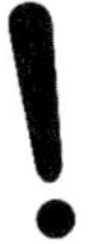

Alle im Folgenden empfohlenen Präparate sollten ohne naturheilkundlich-ärztliche Kontrolle nicht über einen längeren Zeitraum eingenommen werden.

Therapiestufe 1: Entgiftung und Entschlackung

Aus den unterschiedlichen diagnostischen Bausteinen ergibt sich ein Gesamtbild der Verschlackungen und Belastungen des Patienten. Daraus werden die für jeden

Menschen individuell gestalteten Entgiftungsstrategien abgeleitet.

Es ist zunächst sehr wichtig, den Darm und die großen Ausscheidungsorgane Leber, Galle und Nieren in ihrer Funktion anzuregen und zu unterstützen. Hat man diese „Abfalltransportwege" erst einmal freigemacht und aktiviert, kann man mit der Mobilisierung der Schlackenstoffe und der Reinigung der Grundsubstanz beginnen.

Die tägliche Einnahme und Dosierung der empfohlenen Präparate zur kurmäßigen Entgiftung kann aus den entsprechenden Beipackzetteln entnommen werden. Die Anwendungsdauer sollte wenigstens 2–3 Wochen betragen.
Eine solche Entgiftungskur ist besonders im Frühjahr empfehlenswert, sie kann auch – je nach Bedarf – nach einigen Monaten wiederholt werden. Die Einnahme sollte, zumindest bei unerfahrenen Anwendern, unter ärztlicher Aufsicht erfolgen, da Erstverschlimmerungen auftreten können.

Entgiftung über den Darm

Grundlage nicht allen, aber doch vielen Übels ist der Darm. An seiner Schleimhautoberfläche finden unzählige Prozesse des Immunsystems statt. Weiße Blutkörperchen, die „Polizei“ unseres Körpers, werden im Darm auf ihre zukünftige Arbeit vorbereitet, beispielsweise auf die Abwehrarbeit im Nasen-Rachenraum oder auf die möglichst keimabwehrende Zusammensetzung der Tränenflüssigkeit (so genanntes darmassoziiertes Immunsystem).

Die Qualität unseres Immunsystems steht und fällt mit der Qualität des Darminhalts und der daraus folgenden Zusammensetzung der Bewohner des Darmes, der Bakterien. Eine gesunde und ausgewogene Ernährung fördert, sofern keine Nahrungsmittelunverträglichkeiten vorliegen, das Wachstum von „guten“ Bakterien. Einseitige und falsche Kost führt zu einem vermehrten Wachstum von krankmachenden „schlechten“ Keimen.

Die Gruppe der guten Bakterien (z. B. Bifidobakterien, Laktobazillen) unterstützt die Verdauungsarbeit und ist an der Regulation des Säure-Basengleichgewichtes beteiligt. Dagegen erzeugen die schlechten Bakterien (so genannte Proteusbakterien und Chlostridien) giftige Stoffwechselprodukte, die wiederum durch die Leber unschädlich gemacht werden müssen.

Werbewirksam werden heute Bakterienaufbereitungen angeboten, die angeblich – nur einmal täglich genossen – die Darmflora und das Immunsystem auf Vordermann bringen und damit eine gesunde Ernährung scheinbar überflüssig machen. Vergessen wird hierbei aber, dass diese guten Bakterien nur in einem gesunden Darmmilieu überleben und wirken können und sich bei richtiger Ernährungsweise sogar von ganz alleine ansiedeln und vermehren.

„Eure Nahrung soll Euer Heilmittel und euer Heilmittel soll die Nahrung sein“, sagte schon Hippokrates. Gesundheit wird erhalten durch eine möglichst naturbelassene ballaststoffreiche Nahrung mit einem hohen Gemüse- und Obstanteil. Krankheit wird gefördert durch Nahrungsmittel, die durch Chemikalien und Hitze verändert wurden. Gerade Fertiggerichte und andere „unnatürliche“ Nahrungsmittel und der Verzehr von so genannten hoch raffinierten Kohlenhydraten wie Weißmehlprodukten und Zucker führt zur Übersäuerung des Gewebes und fördert das übermäßige Wachstum krankmachender Bakterien bis hin zum Pilzbefall des Darmes.

Die Bedeutung des Pilzbefalls

Eine krankhafte Pilzbesiedlung des Magen-Darmtraktes ist häufig anzutreffen. Gemeint ist eine Besiedlung des Darmes mit der Hefepilzart **Candida albicans**.

Eine Fehlbesiedlung fördert Gärungs- und Fäulnisprozesse im Darm und stört die gesunde Bakterienzusammensetzung. Folgen sind die Bildung von schädlichen Stoffwechselprodukten, eine daraus folgende Gewebeübersäuerung und eine Störung des wichtigen darmassoziierten Immunsystems.

Ein Darmpilzbefall bleibt oft unbemerkt oder zeigt sich nur in unspezifischen Symptomen wie beispielsweise Übergewicht, unklarer Erhöhung der Leberwerte im Blut, Gelenk- und Muskelschmerzen, Infektanfälligkeit oder Migräne. Typische Zeichen eines manifesten Pilzbefalls sind geblähter Bauch nach kohlenhydratreichen Speisen, vermehrter Appetit auf Süßspeisen, wechselnde Stuhlqualitäten, Müdigkeit, Stimmungsschwankungen, Unverträglichkeit geringer Alkoholmengen, Haarausfall und Juckreiz im Enddarm- und Scheidenbereich.

In leichten Fällen genügt eine Ernährungsumstellung. Bei wiederkehrendem Pilzbefall sollten vom Arzt pilzhemmende Mittel verordnet werden.

Um einer erneuten Fehlbesiedlung vorzubeugen, wird anschließend eine kombinierte Anwendung von mehreren Heilmitteln und Therapien sowie eine strenge möglichst zuckerfreie Diät empfohlen. Als begleitende Therapie haben sich Aufbereitungen der **Kapuzinerkresse** (*Tropaeolum majus*) als sehr nützlich erwiesen. Im Verständnis der anthroposophischen Medizin deutet das Auftreten von Pilzen darauf hin, dass die Körperflüssigkeiten zu wenig von Licht und Wärmekräften durchdrungen werden können. Die Kapuzinerkresse führt Licht- und Wärmekräfte in das „Dunkel des Stoffwechsels“ ein und schafft auf diese Weise die Voraussetzungen für die Änderung des Milieus, ein „Austrocknen“ der Pilze.

Präparateempfehlung
CERES Tropaeolum majus Ø, spagyrische Tropfen, über mehrere Wochen 3 x tägl. 5 Tropfen in Wasser lösen und möglichst nüchtern trinken. Spagyrische Arzneimittel werden in charakteristischen Arbeitsschritten wie Vergärung und Destillation pflanzlicher Ausgangsstoffe hergestellt.
Spagyrische Herstellungsvorschriften finden sich auch in der Homöopathie. Das Zeichen Ø steht für Urtinktur.

Weitere Tipps zur Vorbeugung und Behandlung für die regelmäßige Anwendung sind:

- **Apfelessig-Getränk**: Täglich einen Esslöffel auf ein Glas Wasser, möglichst nüchtern genossen, löst den Darmpilz von seiner Anheftungsstelle an der Darmwand. So können leichtere Pilzinfektionen möglicherweise schon ausreichend behandelt werden, auf jeden Fall kann einer weiteren Pilzinfektion vorgebeugt werden. Ein wohlschmeckendes Getränk, das den Durst besonders in der warmen Jahreszeit effektiv löscht.

- **Milchsäurebakterien**: Naturjoghurt aus dem Bioladen (möglichst frisch, bitte auf Verfallsdatum achten) enthält wertvolle Milchsäurebakterien, die die Entgiftungsleistung des Darmes und damit die Gesundheit unterstützen.
- **Indischer Flohsamen** (*Psyllium semen*): Ballaststoffe aus den Samen und ihren Schalen regen sanft die Darmperistaltik an und sorgen für eine schonende und gründliche Darmreinigung und Entgiftung. Zur Langzeiteinnahme geeignet.

Präparateempfehlung (Flohsamen)
- Agiocur Granulat (MEDA-Pharma)
- Mucofalk Granulat (Dr. Falk Pharma) gibt es in den Geschmacksrichtungen Apfel, Orange oder Fit

Entgiftung über die Leber

Die Bedeutung der Leber für die Augen wurde weiter oben im Zusammenhang mit der chinesischen Medizin anhand des Lebermeridians schon erwähnt. Wichtig sind neben der Ausleitung von giftigen Substanzen (z. B. Pestizide) immer der Schutz und die Stärkung des Organs.

Zur Anregung der Leberfunktion, also zur Steigerung ihrer Entgiftungsleistung, stehen Mittel aus der Pflanzenheilkunde und der Homöopathie zur Verfügung. Pflanzliche Arzneimittel gibt es in einer Vielzahl von Aufbereitungen. Empfehlenswert sind die Urtinkturen oder homöopathische Dilutionen einzelner Arzneien oder Komplexmittel (Kombination mehrerer Stoffe in einem Mittel, rein pflanzlich oder homöopathisch).

Neben der „biochemischen“ Wirkung entfalten pflanzliche Mittel, wenn sie spagyrisch oder homöopathisch aufbereitet sind, ihre Wirkung zusätzlich auf psychischer Ebene. Denn im übertragenen Sinne sind Krankheiten immer als Aufgabe zu sehen, die dem Erkrankten gestellt werden, um einen seelischen Reifungsprozess anzustoßen.

Zur Anregung der Entgiftung über die Leber gibt es zwei wichtige Pflanzen: die Mariendistel und den Löwenzahn.

Die **Mariendistel** (*Carduus marianus*) ist das klassische pflanzliche Mittel zum Schutz der Leberzelle. Sie fördert besonders effektiv die Ausscheidung sämtlicher Schadstoffe (z. B. Alkohol, Umweltgifte, Stoffwechselabbauprodukte), die über die Leber entgiftet werden.

Auf der seelischen Ebene ist die Mariendistel das passende Mittel für Menschen, die sich gegenüber emotionaler und körperlicher Ausbeutung nicht angemessen behaupten können. Sie unterstützt die Wahrung der eigenen Persönlichkeit, indem sie die aktive Abgrenzung gegenüber schädigenden Einflüssen stärkt.

Präparateempfehlung
- Hepatos Mariendisteldragees (Hevert)
- Cefasilymarin Filmtabletten (Cefak)
- Legalon forte oder Legalon Protect Kapseln (kohlpharma oder Beragena GmbH)
- Galloselect-Tropfen (Dreluso)
- CERES Carduus marianus Ø, spagyrische Tropfen

Der **Löwenzahn** (*Taraxacum officinale*) wirkt ähnlich entgiftungssteigernd auf die Leber wie die Mariendistel und hat gleichzeitig positive Einflüsse auf die Produktion der Galle und damit auf die Fettverdauung. Er regt außerdem die Ausscheidung über die Niere an. In Zeiten der Veränderung (körperlich und psychisch) fördert der Löwenzahn Wandlungs- und Anpassungsprozesse, löst Stauungen und Erstarrungen in Geist und Körper und vermittelt dadurch neue Lebenskraft.

Präparateempfehlung
- Galloselect-Tropfen (Dreluso)
- CERES Taraxacum Ø, spagyrische Tropfen
- Löwenzahn Kapseln Vital Nutrition GmbH

– Löwenzahn Tropfen Diamant Natuur B.V.

Löwenzahn Teeaufguss: 1 Esslöffel (3–4 g) geschnittene oder gepulverte Droge (Wurzel und Kraut) mit 1 Tasse kochendem Wasser übergießen, 10 Minuten ziehen lassen, dann abseihen. Täglich eine Tasse vor den Mahlzeiten trinken.

Zur Anregung der Leber sind auch **lokale Anwendungen**, z. B. ein Kneippscher oder feuchter Leberwickel, möglich.

Kneippscher Leberwickel
Ein der Auflagefläche entsprechend großer Sack aus porösem Leinen wird zu 2/3 mit trockenen Heublumen gefüllt. Im Handel gibt es auch fertige Heublumensäcke. Der Heublumensack wird gedämpft, danach nicht zu heiß aufgelegt. Darüber erfolgt ein klassischer Wickel mit trockenem Zwischentuch und Wolldecke.

Feuchter Leberwickel
Eine Wärmflasche mit heißem, aber nicht kochendem Wasser halb füllen. Ein auf DIN A4 gefaltetes Geschirrhandtuch in heißem Wasser tränken und auswringen.

Das gefaltete feuchte Tuch auf den rechten Oberbauch legen und ein trockenes Handtuch darüber, anschließend die Wärmflasche auflegen und zehn Minuten im Liegen ruhen.
Vorsicht: Bei akuten Entzündungen der Leber (z. B. Hepatitis) sollte ein Leberwickel nicht angewendet werden, da Entzündungen hierdurch verstärkt werden können.

Entgiftung über die Galle

Während Mariendistel und Löwenzahn hauptsächlich die Entgiftungsleistung der Leber erhöhen, regen Artischocke und Pfefferminze die Galleproduktion und den Gallefluss an. Dieser Aspekt ist besonders wichtig für die Fettverdauung, zur Senkung von Blutfetten, aber vor allem für die Erleichterung der Ausscheidung von in der Galle löslichen Giftstoffen, die von der Leber hergestellt wurden.

Die **Artischocke** (*Cynara scolymus*) fördert durch ihre Bitterstoffe die Verdauungsvorgänge und stimuliert die wirkungsvolle Umsetzung von Fetten. Auf der seelischen Ebene unterstützt das Wesen dieser Pflanze den Menschen im Bestreben, einen Ausgleich zwischen Maßlosigkeit und Verzicht zu finden.

Präparateempfehlung
– Natu-hepa 600 Tabletten (Rodisma-med Pharma)
– Galloselect Tropfen (Dreluso)
– CERES Cynara scolymus Ø, spagyrische Tropfen

Die **Pfefferminze** (*Mentha piperita*) wirkt krampflösend im Magen-Darmbereich und regt über diesen Mechanismus den Gallefluss an.

Präparateempfehlung
– JHP-Rödler Japanisches Heilpflanzenöl (Recordati Pharma), 2x tägl. 2 Tr. auf ein Glas Wasser

Kombinationspräparate
– Carminativum-Hetterich Balance Tropfen (Teofarma)
– Digesto Hevert Verdauungstropfen (Hevert)

Entgiftung über die Niere

Wasserlösliche Giftstoffe, z. B. die Schwermetalle Palladium, Quecksilber oder Cadmium, aber auch viele im normalen Körperstoffwechsel anfallende Abfallprodukte (stickstoffhaltige Produkte und Harnsäure) werden über die Niere ausgeschieden. Die Niere ist außerdem maßgeblich an der Regulation des Säure-Basenhaushalts beteiligt. Das Ausmaß der Entgiftungsleistung dieses paarigen Organs wird bei Patienten, deren Nierenleistung durch die „künstliche Niere“ (Dialyse) ersetzt werden muss, besonders deutlich.

Viele pflanzliche Mittel vermögen die Ausscheidungsleistung der Niere anzuregen. Hervorragende Mittel zur Ausleitung und Entgiftung über die Niere sind die Goldrute und die Brennnessel. Ebenfalls empfehlenswert sind Birkenblätter und der Bärlauch.

Neben den handelsüblichen Arzneirezepturen der pflanzlichen Mittel sind Teezubereitungen aus diesen Pflanzen besonders empfehlenswert, da die zusätzliche Flüssigkeitszufuhr die ohnehin meistens zu geringe Tagestrinkmenge erhöht.

Die **Goldrute** (*Solidaginis virgaureae herba*) unterstützt die Nierenfunktion ausgesprochen spezifisch. Sie symbolisiert Freundschaft und Liebe und wird daher gerne eingesetzt, wenn auf der seelischen Ebene schmerzhafte Erfahrungen in Beziehungen und Partnerschaften vorliegen. Bei der Auswahl des passenden Präparates ist das echte Goldrutenkraut zu bevorzugen.

Präparateempfehlung

– Cystinol long Kapseln (Schaper & Brümmer)
– Solidago Steiner Tabletten (Aristo)

Kombinationspräparate, unter anderem mit Birke

– Cystinol N-Lösung (Schaper & Brümmer)
– Harntee Steiner Granulat (Aristo)

– Kneipp Blasen und Nierentee
– Solidagoren Liquid (Dr. Gustav Klein)

Die **Brennnessel** (*Urtica dioica*) eignet sich zum Ausleiten von Schlackenstoffen, die sich bei zu üppiger eiweißreicher Ernährung (Fleisch, Eier, Fisch, Milchprodukte) ansammeln. Im übertragenen Sinne hilft sie den Menschen, Selbstüberwindung und starken Willen zu entwickeln, um die Führung ihres Lebens zu übernehmen und die persönliche Entwicklung aktiv voranzutreiben. Sie ist gut geeignet für Persönlichkeiten, die hinderliche Neigungen und Bindungen, im übertragenen Sinne also „seelische Schlacken“, nicht loslassen können.

Präparateempfehlung

– Kneipp Brennnessel Tee (Kneipp Heilmittelwerk)
– Brennnesselsaft Schoenenberger

Empfohlene Teemischung (angenehmerer Geschmack als reiner Brennnesseltee):

Brennnesselkraut	70,0 g	
Birkenblätter	20,0 g	
Buccoblätter	10,0 g	(als Geschmackskorrigens)

1 EL Teemischung mit 150 ml kochendem Wasser übergießen, 10 Minuten ziehen lassen und abseihen. Mehrmals täglich eine Tasse trinken.

Die Blätter der **Birke** (*Betula folium*) eignen sich ebenfalls zum Anregen der Nierenfunktion, besonders bei Menschen mit Neigung zu Hautausschlägen, rheumatischen Beschwerden und allgemeiner Müdigkeit. Die Pflanze vermag die Flexibilität in Körper, Seele und Geist zu unterstützen und ist für Personen geeignet, denen Fröhlichkeit und Ausgelassenheit abhandengekommen sind.

Präparateempfehlung
– Birkenblätter Dilution (Aargan & Glas)
– Birkenkapseln Bioxera (Aalborg Pharma)

(Kombinationspräparate mit Goldrute siehe oben)

Nachdem er jahrzehntelang in Vergessenheit geraten war, ist der **Bärlauch** (*Allium ursinum*) heute in fast jeder Küche zu finden. Das kräftig nach Knoblauch duftende Kraut ist in der kurzen Saison von März bis Mai in humusreichen Buchenwäldern zu finden. Bärlauch lässt sich für alle Gerichte verwenden, zu denen Knoblauch oder Schnittlauch passen. Für die optimale Ausscheidungsanregung sollte man das möglichst erntefrische Kraut vor der Blüte benutzen. Bärlauch regt die Ausscheidung von giftigen Schwermetallen über die Niere an. Als vitaler Frühjahrsbote löst er die winterliche Erstarrung in Körper und Seele und regt neue Willenskräfte und Tatendrang an.

Präparateempfehlung
– CERES Allium ursinum Ø, spagyrische Tropfen
– Bärlauch Kapseln (Schmiedeberger)

Es gibt homöopathische **Komplexpräparate**, die durch ihre Zusammensetzung mehrere Entgiftungsorte gleichzeitig anregen.

Präparateempfehlung
– Derivatio Tabletten (Pflüger)
– Flenin Tropfen (Schuck)
– toxiLoges Tropfen (Dr. Loges)

Entgiftung durch Entsäuerung

Die bei der Entschlackung bzw. Entgiftung der Grundsubstanz besonders wichtige Entsäuerung erfolgt nicht nur über die Nieren. Dem menschlichen Organismus steht im Normalfall ein Puffersystem, vor allem im Blut, zur Verfügung, mit dessen Hilfe Defizite im Säure-Basenhaushalt ausgeglichen werden können. Bei Fehlernährung, Stress, Bewegungsmangel oder bei der Einnahme bestimmter Medikamente kann dieses Gleichgewicht durcheinandergeraten.

Eine ausgewogene Ernährung (empfohlen werden 80 % basische und 20 % saure Lebensmittel) ist die wichtigste Voraussetzung für ein ausgeglichenes Säure-Basenverhältnis. Saure Nahrungsmittel sind z. B. Fleisch, weißer Zucker oder Alkohol. Gute Basenlieferanten sind Gemüse und Obst. Sie enthalten basische Mineralstoffe und Spurenelemente. Ausführliche Ernährungsempfehlungen bei Makuladegeneration sind weiter unten im Kapitel „Ernährung bei Makuladegeneration“ nachzulesen.

Einer Gewebeübersäuerung beugt man auch durch ausreichend Schlaf, Stressabbau, regelmäßige Spaziergänge an der frischen Luft und moderate sportliche Betätigung vor.

Bei den meisten Menschen mit chronischen Erkrankungen liegt bereits eine deutliche Übersäuerung des Organismus vor. Daher ist es schwer, eine ausreichende Entsäuerung nur durch die Aufnahme einer basenreichen Kost, also auf natürlichem Weg, herbeizuführen. Empfehlenswert sind daher zusätzliche Hilfsmaßnahmen. Im Handel gibt es eine Vielzahl von Basenmischungen, die sowohl innerlich (meistens als angerührtes Getränk oder in Tablettenform erhältlich) als auch äußerlich (als Badezusatz) angewandt werden. Empfehlenswert ist die folgende Basenmischung:

Basenmischung
(Zusammensetzung pro 500 Gramm):
- 450 g Natriumbikarbonat
- 30 g Calcium citricum
- 10 g Magnesium citricum
- 10 g Calcium phosphoricum D12
  (Schüßler Salz mit stärkender, straffender und reinigender Wirkung, Tabletten werden verrieben).

Die Mischung ist frei von Zusätzen und kann kostengünstig in jeder Apotheke hergestellt werden. Auf Anfrage werden sicherlich auch kleinere Mengen angefertigt. Es sollten täglich ein bis zwei Teelöffel in Wasser gelöst, nicht vor und nach großen Mahlzeiten und am besten zur Nacht, eingenommen werden.

Bei regelmäßiger Einnahme erreicht man – je nach Übersäuerungsgrad – erfahrungsgemäß schon nach einigen Wochen eine befriedigende Entsäuerung. Die Therapie sollte durch Laboruntersuchungen kontrolliert und beobachtet werden.

Bezogen auf die Makuladegeneration ist das Ziel aller Entgiftungsstrategien immer:

1. Entschlackung und Entgiftung des gesamten Organismus und damit die Erleichterung der Passage von Vitaminen, Sauerstoff und Nährstoffen hin zum Auge und vor allem zur Netzhaut.

2. Verbesserung des Abtransports der Schlackenstoffe, durch welche die Netzhaut in ihrer Funktion zunehmend eingeschränkt wird.

Durch den ersten Schritt der Entgiftung kommen blockierte Stoffwechselvorgänge wieder in Gang, die Adern werden durchlässiger für die notwendigen Vitamine und Nährstoffe, und der ganze Körper kann wieder „frei atmen".

Nun sind alle Voraussetzungen gegeben, um erfolgreich den zweiten Schritt der Therapie einzuleiten, die Regeneration der Netzhautzellen.

Therapiestufe 2: Regulierende Verfahren

Die gereinigte Grundsubstanz erlaubt es, weitere Therapieschritte einzuleiten, um die Regulation und Regeneration der erkrankten Zellsysteme anzuregen.

In dieser Therapiestufe werden folgende Behandlungen durchgeführt:

- Förderung der Durchblutung
- Zufuhr von Vitaminen und Nährstoffen
- Regeneration der angegriffenen Seh- und Nervenzellen

Durchblutungsförderung durch Pflanzen und ihre Inhaltsstoffe

Vergegenwärtigen wir uns noch einmal die besondere Situation der Stelle des schärfsten Sehens: In ihrem Zentrum ist sie aufgrund ihrer Gefäßfreiheit auf den Stoffwechsel der Umgebung und vor allem auf die Durchblutung der bis nahe an sie heranreichenden feinen Adern angewiesen. Zwei starke Gefäßnetze (s. S. 13 ff) sind hierfür verantwortlich. Bei der altersbedingten Makuladegeneration beobachtet man häufig Durchblutungsstörungen durch Verhärtung oder Verengung der Gefäße.

Eine Verbesserung der Durchblutung kann durch pflanzliche Mittel unterstützt werden. Präparate, die Ginkgo, Buchweizenkraut und Knoblauch enthalten, sind hierfür geeignet.

Die Wirkungen von Extrakten aus den Blättern des **Ginkgo-Baumes** (*Ginkgo biloba folium*) sind experimentell und klinisch gut untersucht und besonders für die Gehirn- und Netzhautdurchblutung nachgewiesen. So kann durch eine regelmäßige Einnahme eine Förderung der Durchblutung in den kleinsten Gefäßen (so genannte Mikrozirkulation), eine Verbesserung der Fließeigenschaften des Blutes und ein Schutz der Netzhautzellen vor oxidativem Stress erreicht werden. Zusätzlich konnte unter experimentellen Bedingungen bei Einnahme von Ginkgo eine Tendenz zur Rückbildung von Makulaödemen (Ansammlung von Gewebewasser unter und in der Netzhaut) beobachtet werden. Ginkgo steht in diversen Rezepturen zur Verfügung, als Tropfen, Tabletten oder homöopathisch zubereitet. Wegen möglicher allergischer Reaktionen sollten nur Fertigpräparate mit standardisierten Extrakten (bitte fragen Sie Ihren Apotheker danach) verwendet werden, die eine bestimmte Tagesdosis nicht überschreiten.

Präparateempfehlung

- Tebonin Tabletten forte (40 mg), spezial (80 mg), intens (120 mg) und konzent (240 mg) (Schwabe); hier gilt: „Viel hilft viel".
- Rökan Tabletten (40 mg), Rökan novo Tabletten (120 mg), Rökan plus (80 mg), Rökan Tropfen (40 mg) (Schwabe GmbH)
- Kaveri Filmtabletten (40 mg, 80 mg, 120 mg) (MCM Klosterfrau)
- Ginkgo biloba als Globuli, Dilution und Tabletten in homöopathischer Darreichung D3–D30 (DHU, Stauffen); bitte fragen Sie bezüglich der zu Ihnen passenden Potenz Ihren Arzt oder Heilpraktiker.

Buchweizenkraut (*Fagopyri herba*) fördert ebenfalls die Mikrozirkulation und hat einen positiven Effekt auf die Rückbildung von Ödemen. Aufgrund seines guten Geschmackes wird es gerne als Tee, beispielsweise als Frühstückstee, empfohlen.

Präparateempfehlung

- Buchweizen Kapseln und Dilution (Diamant Natuur B.V.)
- Fagorutin Buchweizen-Tabletten (OMEGA)
- Fagorutin Venen-Aktiv-Buchweizen-Tee (OMEGA)

Die Therapie mit Ginkgo und Buchweizenkraut sollte über mindestens drei Monate, besser länger, erfolgen, da bei beiden eine gute Wirksamkeit erst frühestens nach sechswöchiger Anwendung zu erwarten ist.

Die Durchblutung kann nur wirklich effektiv gefördert werden, wenn man genug Flüssigkeit zu sich nimmt. So schlägt man mit einer Teezubereitung sozusagen gleich zwei Fliegen mit einer Klappe.

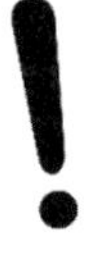

Bei manchen Herz- oder Nierenerkrankungen darf eine bestimmte tägliche Trinkmenge nicht überschritten werden. Es empfiehlt sich also, vor Beginn einer solchen Therapie unbedingt mit dem behandelnden Hausarzt oder Internisten zu sprechen.

Knoblauch (*Allii sativi bulbus*) wirkt hauptsächlich über die Senkung von Blutfetten, insbesondere des schädlichen LDL-Cholesterins, und damit über die Verhinderung der entsprechenden Gefäßwandveränderungen langfristig durchblutungsfördernd. So kann – bei konsequenter Langzeitbehandlung – eine frühzeitig auftretende Arteriosklerose verhindert werden. Diese wird als ein wesentlicher Faktor bei der Entstehung der Makuladegeneration eingestuft.

Es wird eine Vielzahl von Präparaten angeboten, in Form von Pulver, Pflanzensaft oder Tabletten.

Präparateempfehlung
Kwai Forte 300 mg Knoblauch Dragees (Cassella-med GmbH)

Für eine wirksame Therapie mit Knoblauch wird eine Tagesdosis von 900–1200 mg Pulver empfohlen. Leider treten bei dieser Einnahmemenge bei etwa der Hälfte der Anwender unangenehme Geruchsausdünstungen auf. Bei Verwendung des folgenden Rezeptes kann man diese auf ein Minimum reduzieren:

Knoblauchtherapie
350 g geschälter Knoblauch
300 g 96 %iger reiner Alkohol

Den geschälten Knoblauch zerquetschen und in 300 g reinen Alkohol geben.
Das Gefäß zehn Tage lang gut verschlossen bei Raumtemperatur stehen lassen, dann den Inhalt durch ein Leinentuch pressen und eine Flasche mit Tropfaufsatz damit füllen.
Anwendung: Die Tropfen 3 x täglich in aufgekochter Milch oder in heißem Tee oder Kaffee nach dem folgenden Schema einnehmen:

Tag	morgens	mittags	abends
1	1 Tropfen	2 Tropfen	3 Tropfen
2	4 Tropfen	5 Tropfen	6 Tropfen
3	7 Tropfen	8 Tropfen	9 Tropfen
4	10 Tropfen	11 Tropfen	12 Tropfen
5	13 Tropfen	14 Tropfen	15 Tropfen
6	15 Tropfen	14 Tropfen	13 Tropfen
7	12 Tropfen	11 Tropfen	10 Tropfen
8	9 Tropfen	8 Tropfen	7 Tropfen
9	6 Tropfen	5 Tropfen	4 Tropfen
10	3 Tropfen	2 Tropfen	1 Tropfen

Nach dem 10. Tag nimmt man vor jeder Mahlzeit stets drei Tropfen, bis der Rest aufgebraucht ist.

Nach meiner Erfahrung hat sich eine Wiederholung der Kur etwa alle 3–6 Monate bewährt.

* * *

Ein Aspekt, der für die Durchblutung eine Rolle spielt, ist die **Fließfähigkeit des Blutes**. Je fließfähiger das Blut ist, desto leichter kommt es bis in die kleinsten Gefäße, um dort Nährstoffe und Vitamine ans Gewebe abgeben zu können.

Zur Verbesserung dieser Fließfähigkeit kann man Präparate mit Inhaltsstoffen der Ananas, der Papaya oder der Melone, so genannte **Enzyme**, verabreichen.

Enzyme sind lebenswichtige Bausteine, ohne die praktisch keine biochemische Reaktion im Körper stattfinden kann. Auch bei der Verdauung spielen sie eine große Rolle. Durch sie werden Eiweiße, Fette und Zucker während der Darmpassage biochemisch so verändert, dass sie durch die Darmschleimhaut aufgenommen werden können. Hauptproduktionsort für Verdauungsenzyme ist die Bauchspeicheldrüse. In ihr werden unter anderem die eiweißspaltenden Enzyme Trypsin und Chymotrypsin hergestellt. In ihrer Struktur und Wirkweise sind sie dem pflanzlichen Bromelain (aus Ananas) und dem Papain (aus Papaya) ähnlich.

Präparateempfehlung
– Wobenzym plus Tabletten (Mucos)
– Phlogenzym Mono Tabletten (Mucos)
– regazym plus Tabletten (Syxyl)

Wichtig: Enzympräparate immer nüchtern, 30 Minuten vor dem Essen einnehmen!

Bromelain und Papain sind pflanzliche Substanzen, die in der Lage sind, große Eiweißteilchen in kleinere zu spalten. Entzündliche Veränderungen aller Art sind ihr Haupteinsatzgebiet, denn anfallende Entzündungsprodukte werden durch sie abgebaut. Aber auch im Blut entfalten sie ihre Wirkung. Durch die Spaltung von großen Eiweißteilchen kommt es zu einer Verbesserung der Fließfähigkeit des Blutes, besonders in den kleinsten Gefäßen. Enzyme werden zudem bei Schwellungszuständen aller Art, beispielsweise nach Operationen oder beim frischen Makulaödem, gegeben. Leider reicht es nicht aus, die Früchte zu essen. Die Enzyme müssen, um eine Wirkung zu erreichen, hochdosiert als Tabletten eingenommen werden.

Durchblutungsförderung durch die großen Eigenblutbehandlungen (UVB und HOT)

Eine ganzheitliche Methode zur Durchblutungsförderung von besonderer Qualität ist die **Ultraviolettbestrahlung des Eigenblutes** nach Wiesner (UVB) bzw. ihre Erweiterung, die **Hämatogene Oxidationstherapie** nach Wehrli (HOT). Sie werden auch als große Eigenblutbehandlungen bezeichnet.

Beide Verfahren sind unschädliche, biologische Behandlungen, die zu einer Verbesserung der Fließeigenschaften des Blutes, der Zellatmung und der Sauerstoffverwertung in schlecht durchbluteten Gewebeabschnitten führen. Sie sind Stimulationstherapien, die beim chronisch kranken und belasteten Gewebe wichtige biochemische Prozesse in Gang setzen und dabei zusätzlich – unter Einsatz von Sauerstoff und Teilen des Sonnenlichts – neue Energiereserven zur Verfügung stellen.

Bei der UVB/HOT-Behandlung werden etwa 50–80 ml Blut aus der Armvene entnommen und in einer speziellen Apparatur mit einem bestimmten Anteil des UV-Spektrums (Wellenlänge 100–280 nm, Hauptspektrum 253,7 nm) bestrahlt. Bei der HOT-Behandlung wird das Blut während der UV-Bestrahlung noch mit Sauerstoff aufgeschäumt. Das so aktivierte Blut wird dann individuell mit homöopathischen Mitteln aufbereitet und dem Patienten über die Vene wieder zurückgegeben.

Eine Behandlung dauert circa 45 Minuten. Sie kann im Sitzen oder Liegen durchgeführt werden. Viele Patienten bemerken sofort im Anschluss eine deutliche Verbesserung des Allgemeinbefindens und der Sehschärfe. In vielen Fällen nimmt die nächtliche Schlaftiefe merkbar zu, ein Zeichen für das „Anschlagen" der Therapie.

HOT und UVB sind nicht für jeden Patienten geeignet, eine vorherige Untersuchung durch den behandelnden Arzt ist daher absolut notwendig. Sie dürfen beispielsweise nicht angewendet werden bei aktiven Autoimmunkrankheiten der Schilddrüse, denn deren Krankheitsverlauf kann hierdurch verschlimmert werden.

Aus eigener Erfahrung bei der Behandlung zahlreicher Patienten werden durch Akupunktur **plus** HOT/UVB teilweise Steigerungen der Sehschärfe erzielt, die sich mit keiner anderen Therapie erreichen lassen. Je besser hierbei die Ausgangssehschärfe ist, desto größer ist die Steigerung. Die größten Erfolge beobachtet man bei Therapiebeginn im Stadium der trockenen Makuladegeneration.

Die HOT/UVB-Behandlung verfügt im Vergleich zur Rheopherese (s. S. 57 ff) über ein insgesamt weiteres Wirkungsspektrum, sie ist deutlich weniger zeit- und kostenintensiv und ist im Gegensatz zur Rheopherese im normalen Praxisbetrieb durchführbar.

Regulation durch Akupunktur

Die Akupunktur ist eine Therapieform der Traditionellen Chinesischen Medizin, bei der spezielle Akupunkturpunkte mit Nadeln stimuliert werden.

Akupunktur wird eingesetzt bei chronischen Kopf- und Rückenschmerzen, bei Gelenkarthrose, Migräne, weiterhin zur Behandlung von Tinnitus, Asthma, Allergien oder zur Raucherentwöhnung. Auch in der Augenheilkunde gewinnt sie zunehmend an Bedeutung. In den letzten Jahren konnten österreichische Wissenschaftler nachweisen, dass die chinesische Körper- und

Ohrakupunktur die Durchblutung der Augen und der Sehrinde (für die Sehleistung wichtiger Gehirnanteil) deutlich steigern kann. Dies gelang sowohl durch das Stechen von Nadeln als auch im vergleichbaren Maße durch Laserakupunktur.

Die genaue Wirkweise der Akupunktur ist noch nicht bekannt. Aus chinesischer Sicht wird durch die Akupunktur der Energiefluss über Energieleitbahnen, die Meridiane, angeregt und dadurch das zuvor gestörte Gleichgewicht des Körpers wiederhergestellt.

Bei der Behandlung von Augenkrankheiten, besonders der Makuladegeneration, werden vier Systeme angewandt: die chinesische Körperakupunktur, die Ohrakupunktur, die ECIWO- und die Su Jok-Akupunktur sowie die Schädelakupunktur nach Yamamoto.

Die chinesische Körperakupunktur

Die chinesische Körperakupunktur ist die Basis aller Akupunkturlehren. Wie oben besprochen, werden spezielle Punkte, die sich auf den Energieleitlinien des Körpers (Meridiane) befinden, stimuliert. Dadurch wird der bei Krankheit gestörte Energiefluss wieder ins Gleichgewicht gebracht.

Die Ohrakupunktur

Die Ohrakupunktur entstammt ursprünglich der chinesischen Medizin und wurde in den 1950er Jahren von dem französischen Arzt Paul Nogier weiterentwickelt.

Bei der Ohrakupunktur wird die Nadelung an der Ohrmuschel eingesetzt. Dabei spiegelt das Ohr eine Miniaturausgabe des Körpers wider, man bezeichnet das Ohr deshalb auch als Mikrosystem. Erkrankte Körperstellen können so anhand von empfindlichen Ohrpunkten identifiziert und durch Nadelung behandelt werden.

Das ECIWO-System und die Su Jok-Akupunktur

Mittlerweile konnten neben dem Ohr weitere Mikrosysteme identifiziert werden, am Schädel, an der Nase, am Mund sowie an Händen und Füßen. Bekannte Mikrosysteme sind beispielsweise das chinesische ECIWO-System und die koreanische Su Jok-Akupunktur. Aus beiden Systemen wurde eine spezielle Augenakupunktur entwickelt, die bei Augenerkrankungen und speziell bei der Makuladegeneration erfolgreich angewandt wird. Die entsprechenden Akupunkturpunkte finden sich nah an den Röhrenknochen, beispielsweise am Knie, an der großen Zehe und am Daumen.

Die Neue Schädelakupunktur nach Yamamoto (YNSA)

Der japanische Arzt Yamamoto beschrieb als erster die positive Wirkung spezieller Akupunkturpunkte im Schläfen- und Stirnbereich. Diese Punkte werden in zahlreichen Ländern besonders bei Lähmungen und Störungen des Bewegungsapparates, aber auch bei Augenerkrankungen erfolgreich angewandt.

Praktische Hinweise zur Behandlung der Augen mit Akupunktur

Zur Behandlung von Augenkrankheiten werden die Nadeln niemals, wie so oft von den Patienten angenommen, in die Augen gestochen, sondern im Verlauf der Meridiane oder im Bereich der Mikrosysteme, also über den ganzen Körper verteilt. Zusätzliche Nadeln im Gesichtsbereich rund um die Augenregion finden sich bei zahlreichen Körperakupunkturen, unabhängig von der Lehre.

Wie weiter oben bei der HOT/UVB erklärt, kann aus eigener Erfahrung durch die Kombination von Akupunktur mit dieser Therapie der Behandlungserfolg deutlich gesteigert werden.

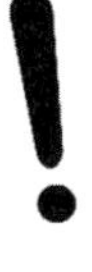

Es muss an dieser Stelle nochmals betont werden, dass regulierende Therapien der Stufe II nur von dauerhaftem Erfolg sein können, wenn ihnen eine grundlegende Entgiftung der Grundsubstanz (Stufe I) vorausgegangen ist.

Die orthomolekulare Medizin – Zufuhr von Vitaminen und Nährstoffen

Der zweifache Nobelpreisträger Professor Dr. Linus Pauling legte in den 1960er Jahren den Grundstein für die orthomolekure Medizin. Er umschrieb den Begriff folgendermaßen: „Orthomolekulare Medizin ist die Erhaltung guter Gesundheit und die Behandlung von Krankheiten durch Veränderung der Konzentration von Substanzen im menschlichen Körper, die normalerweise im Körper vorhanden und für die Gesundheit erforderlich sind".

Heute werden diese Stoffe unter dem Begriff Mikronährstoffe zusammengefasst. Sie lassen sich in folgende Gruppen einteilen:

- Vitamine (z. B. Vitamin C, Beta-Carotin, Vitamin A)
- Mineralstoffe und Spurenelemente (z. B. Kalzium, Zink, Selen)
- Fettsäuren (z. B. Linolensäure)
- Aminosäuren (z. B. Glutamin, Arginin)

Der überwiegende Anteil dieser Substanzen ist essentiell, d. h., der Körper kann sie nicht selbst herstellen und ist somit auf die Aufnahme mit der Nahrung angewiesen. Das Vorhandensein dieser Substanzen im Körper bildet die Grundlage für eine gesunde Zellfunktion und Leistungsfähigkeit des Organismus.

Mikronährstoffe sollten eigentlich in ausreichendem Maße durch eine ausgewogene Ernährungsweise aufgenommen werden. Obst und Gemüse sind durch die zunehmend ausgelaugten Böden, auf denen sie gezogen werden, nicht mehr von der hohen Qualität wie noch vor einigen Jahrzehnten. Daher trifft man trotz eines riesigen Angebotes an Lebensmitteln heute immer häufiger Mangelsituationen an. Zudem sind durch die moderne Ernährung häufig Darmstörungen anzutreffen, die zu einer verminderten Aufnahme von Mikronährstoffen führen können. Außerdem ist der Bedarf an Vitaminen und Spurenelementen von Mensch zu Mensch unterschiedlich. Im Alter werden nicht mehr so viele Kalorien benötigt, jedoch ist der Bedarf an Vitaminen und Spurenelementen durch Krankheiten eher erhöht.

Im Krankheitsfall empfiehlt sich eine gezielte, auf die jeweilige Situation speziell zugeschnittene Nahrungsmittelergänzung, am besten in Form von Multivitaminpräparaten.

Forschung zu Mikronährstoffen in der Augenheilkunde

Nach den Erkenntnissen der vergangenen Jahre können bestimmte Vitamine die Makula vor UV-Licht schützen, die Abfallbeseitigung durch die Pigmentschicht verbessern, das Blut fließfähiger machen, die Elastizität der Adern verbessern, Gefäßwandverkalkungen reduzieren, die beschädigten Sehzellen regenerieren und vieles andere mehr.

Zwei groß angelegte wissenschaftliche Studien haben sich in den letzten Jahren mit dem Nutzen der Einnahme bestimmter Nährstoffkombinationen bei Makuladegeneration auseinandergesetzt, die ARED1- und die ARED2-Studie (Age-related Eye Disease Study, USA). Als Grundlage für die Auswertung dient die ARED-Klassifikation der Makuladegeneration: 1 = keine AMD, 2 = frühe AMD, 3 = intermediäre AMD, 4 = fortgeschrittene AMD. Die wichtigsten Daten werden hier kurz aufgeführt (siehe internationale Einteilung der AMD S. 25).

In der **ARED1-Studie** nahmen über 4000 Patienten mit Makuladegeneration im Alter von 55 bis 80 Jahren täglich folgende Mikronährstoffe ein: 500 mg Vitamin C, 400 I.E. Vitamin E, 15 mg Beta-Carotin, 80 mg Zink und 2 mg Kupfer. Bei Patienten mit den ARED-Erkrankungsgraden 3 und 4 (intermediäre und fortgeschrittene AMD) war bei täglicher Einnahme der o. g. Nährstoffe das Risiko deutlich reduziert, eine Spätform der AMD zu entwickeln. Die Ergebnisse gelten rückblickend über derzeit bereits zehn Jahre.

Bei der **ARED2-Studie** wurde bei Teilnehmern mit Makuladegeneration im Alter von 50 bis 85 Jahren untersucht, ob der risikomindernde Effekt verstärkt wird, wenn zusätzlich zur oben bei ARED1 genannter Nährstoffkombination täglich Omega-3-Fettsäuren eingenommen werden. Das Ergebnis zeigte keinen zusätzlichen Effekt. Allerdings deuten neuere Studienergebnisse darauf hin (s. weiter unten im Kapitel Omega-3- und Omega-6-Fettsäuren), dass die hier verwandten Mengen zu niedrig gewählt waren, als dass eine belastbare Aussage zu deren Wirkung getroffen werden kann.

Die **Rotterdam-Studie** untersucht seit 1999 einige Tausend Probanden (Alter > 55 Jahre) bezüglich ihrer Ernährungsgewohnheiten. Hier zeigt sich bei einer überdurchschnittlichen Zufuhr von Vitamin C und E, β-Carotin und Zink mittels vitaminreicher und ausgewogener Ernährung eine deutliche Risikoreduktion, an einer Makuladegeneration zu erkranken. Die Studie ist noch nicht abgeschlossen, weitere Ergebnisse werden noch erwartet.

Nährstoffe und Vitamine bei Makuladegeneration

Durch die Einwirkung des energiereichen Sonnenlichtes auf die Netzhaut während des Sehprozesses entsteht vermehrt oxidativer Stress, und es kommt zur Bildung von freien Radikalen. Diese werden durch die Vitamine E und C, Beta-Carotin und das in der Pigmentschicht in großen Mengen vorkommende Pigment Melanin entschärft.

Die Carotinoide, unter ihnen besonders das **Lutein** und das **Zeaxanthin**, haben neben ihrer antioxidativen noch eine zusätzliche schützende Wirkung auf die Netzhaut. Durch ihre besondere Fähigkeit, das einfallende Licht, vor allem den energiereichen blauen Anteil des Sonnenlichtes, aufzunehmen (zu absorbieren), gewährleisten sie einen effektiven Netzhautschutz. Sie werden deswegen auch als „innere" oder „natürliche Sonnenbrille" bezeichnet. Darüber hinaus konnte ihnen eine antientzündliche Wirkung sowie eine Verringerung der Bildung des für die Netzhaut schädlichen Lipofuszins nachgewiesen werden.

Lutein und Zeaxanthin finden sich in höchster Konzentration in der Makula und der Fovea. Ein relativer Mangel an Lutein und Zeaxanthin wird als wichtiger Risikofaktor für die Manifestation einer Makuladegeneration angesehen.

Der Körper kann Lutein nicht selbst herstellen und ist daher auf seine Zufuhr von außen angewiesen. Die Angaben über die Menge an Lutein, die man täglich bei Makuladegeneration zu sich nehmen sollte, sind unterschiedlich. Bei bereits sichtbaren Zeichen der trockenen Form liegt die empfohlene Tagesdosis bei 10–12 mg.

Unter der regelmäßigen Einnahme von Lutein beobachtet man leichte Sehschärfenverbesserungen, mindestens jedoch eine Stabilisierung des Krankheitsbildes. Nach dem aktuellen Stand der Wissenschaft ist eine regelmäßige und dauerhafte Zufuhr von Lutein notwendig, um den gewünschten Netzhautschutz zu erhalten.

In der Vorbeugung und Therapie der Altersabhängigen Makuladegeneration sollte als Grundlage eine möglichst breit gefächerte Nährstoffkombination mit besonderer Betonung der Bedürfnisse der Makula eingenommen werden.

Da es sehr mühsam ist, Einzelpräparate für den jeweiligen Bedarf zusammenzustellen, hat sich die Anwendung von Kombinationspräparaten bewährt. Ein solches Präparat für die Makuladegeneration (eignet sich auch für den Grauen Star) sollte möglichst folgende Substanzen enthalten:

Nährstoff	Tagesdosis	Wirkung
Vitamin C	200–500 mg	antioxidativ
Vitamin E	100–250 I.E.	antioxidativ
Lutein/Zeaxanthin (Carotinoid-Komplex)	10–15 mg	Netzhautschutz vor UV-Licht, „natürliche Sonnenbrille“
Vitamin A[1]	500–3000 I.E.	antioxidativ, Netzhautschutz, Sehfarbstoff
Vitamin B1 (optimal als Benfothiamin)	100–150 mg	Nervenschutz, Verhinderung der Bildung von AGEs
Riboflavin (VitB2)	5–20 mg	antioxidativ
Folsäure Vitamin B6 Vitamin B12	400–800 µg 5–50 mg 3–50 µg	Senkung von Homozystein
Bioflavonoide	20–200 mg	antioxidativ, gefäßerweiternd
Zink	10–20 mg	antioxidativ
Selen	40–100 µg	antioxidativ
Zystein	50–200 mg	antioxidativ, hoch konzentriert in Linse und Netzhaut

[1] Bei geografischer Atrophie und bestimmten genetisch bedingten seltenen Netzhauterkrankungen wie Retinitis pigmentosa und Morbus Stargardt nur begrenzt und nach Rücksprache mit dem behandelnden Arzt empfehlenswert.

Nährstoff	Tagesdosis	Wirkung
Taurin	50–500 mg	antioxidativ, Regeneration der Nervenzellen der Netzhaut
Docosahexaensäure	50–100 mg	hoch konzentriert in der Makula (Stäbchen und Zapfen)
alpha-Liponsäure	100–600 mg	antioxidativ
Anthocyane (Heidelbeere)	50–100 mg	antioxidativ, durchblutungsfördernd
Coenzym Q10	50–100 mg	antioxidativ

Antioxidative Eigenschaften haben fast alle aufgeführten Nährstoffe. Dadurch wird der durch das aggressive UV-Licht in der Netzhaut entstehende oxidative Stress verringert. Dies kommt letztendlich den Zellen der Netzhaut und der Pigmentschicht zugute. In der Tabelle ist eine Vielzahl von Substanzen mit verschiedenen Ansatzpunkten aufgeführt. Einige sollen aufgrund ihrer Wichtigkeit noch einmal genau besprochen werden.

Die Aufgabe der Carotinoide **Lutein** und **Zeaxanthin** ist, wie weiter oben besprochen, die beim Auftreffen des Sonnenlichtes auf die Netzhaut entstehende Wärme aufzunehmen und abzuleiten.

Vitamin A ist Hauptbestandteil des „Sehpurpurs" (Sehfarbstoff). Es liegt hier an ein körpereigenes Protein gebunden vor und wird im Laufe des Sehprozesses

„verbraucht“, muss also im Anschluss daran wiederaufgebaut werden. Der Körper kann Vitamin A aus Beta-Carotin herstellen.

Vitamin C und **E** haben neben ihrer starken antioxidativen Wirkweise genauso wie **Vitamin B1 (Thiamin)** einen schützenden Effekt vor der Bildung von AGEs (chemische Verbindungen von Eiweißen mit Zuckern, die für eine Vielzahl von Erkrankungen verantwortlich gemacht werden, vgl. weiter oben Kapitel „Verschlackung der Grundsubstanz“). Die fettlösliche Form von Vitamin B1, das so genannte Benfothiamin, ist besonders wirksam. Aufgrund seiner biochemischen Eigenschaften bindet es bevorzugt an Nervenzellen.

Zink wird neben seiner antioxidativen Wirkung für zahlreiche Stoffwechselwege im Körper benötigt. Es spielt beim Vitamin A-Stoffwechsel eine zentrale Rolle, verhindert die Alterung der Pigmentschicht und verringert die toxische Wirkung von Cadmium.

Die **Vitamine B6, B12** und **Folsäure** sind zusammen mit anderen Vitaminen der B-Reihe (**Vitamin B1, B2, B3**) oft als Komplex in Präparaten enthalten. Sie haben neben dem Schutz von Nervenzellen eine zusätzliche besondere Bedeutung. Mit ihnen lässt sich das schädliche Homozystein in den meisten Fällen in ungefährliche Bereiche senken.

Zystein ist eine Aminosäure, aus der im Körper Glutathion hergestellt wird, ein hochpotenter antioxidativer Entgiftungsstoff. Bei Makuladegeneration konnten erniedrigte Werte für diesen Stoff gemessen werden. Zystein ist zusammen mit der α-Liponsäure maßgeblich an der Leberentgiftung beteiligt und fördert die Ausscheidung von Umweltgiften.

Taurin ist eine schwefelhaltige Aminosäure, die man in höchster Konzentration in den Sehzellen nachweisen konnte. Man vermutet eine vorwiegend antioxidative Wirkung.

Coenzym Q10 hat eine zentrale Funktion bei der Energiegewinnung in den Kraftwerken der Zellen, den so genannten Mitochondrien. Eine besonders hohe Anzahl dieser Kraftwerke findet sich in der Pigmentschicht. Die zusätzliche Gabe von Coenzym Q10 kann somit die umfangreiche Arbeit der Pigmentschicht unterstützen.

Präparateempfehlung

Kombinationspräparate mit unterschiedlichen Vitaminkonzentrationen:

– Orthomol vision AMD (Orthomol)
– Ocuvite Complete (Bausch & Lomb)
– Ocuvite Lutein Plus (Bausch & Lomb)
– Ocuvite Makula (Bausch & Lomb)
– Basis Optik Vasal (Synomed)

– Vitalux Plus (Novartis)
– Ein reines, hoch konzentriertes Luteinpräparat ist Lutamax 20 mg (Medphano Arzneimittel).

Omega-3- und Omega-6-Fettsäuren

Bei entzündlichen Prozessen, die ja auch bei der Makuladegeneration diskutiert werden, entstehen im Körper bestimmte Botenstoffe, z. B. die so genannte Arachidonsäure (Omega-6-Fettsäure). Sie wird auch von außen durch die Nahrung eingenommen, und zwar über pflanzliche (Sonnenblumen-, Distelöl) und vor allem tierische Produkte (Fleisch- und Wurstwaren). Des Weiteren werden sie vermehrt bei hohen Blutzucker- und Insulinspiegeln im Blut gebildet. Diese Prozesse führen nicht nur zu einer Übersäuerung des Körpers, sondern zur Verstärkung von Entzündungsreaktionen. Durch ein Übermaß der Zufuhr von Omega-6-Fettsäuren über die Nahrung können zahlreiche entzündungsbedingte Krankheiten (Sicca-Syndrom, Asthma, Rheuma, Psoriasis) verschlimmert werden.

Omega-3-Fettsäuren sind der Gegenspieler dieses Mechanismus. Sie sind in Kaltwasserfischen und in hochwertigen Pflanzenfetten in hoher Konzentration enthalten.

Von besonderer Bedeutung ist das Verhältnis der durch die Nahrung zugeführten Omega-3- zu den Omega-6-Fettsäuren. Durch eine Erhöhung der Omega-3-Fettsäurezufuhr und gleichzeitige Reduktion des Omega-6-Fettsäureanteils in der Nahrung können entzündliche Prozesse vermindert werden.

In speziellen Laboruntersuchungen können die Höhe der Omega-3-Fettsäuren und das Verhältnis Omega-3/ Omega-6-Fettsäuren im Blut gemessen werden. Mittlerweile gibt es komplette Selbsttests, die man zu Hause eigens mit einem Tropfen Blut aus der Fingerbeere durchführen kann. Das Ergebnis liegt innerhalb von 1–2 Wochen vor und kann je nach Anbieter auch online abgefragt werden (Fettsäure-Analyse-Set von Norsan).

Nach der chemischen Struktur unterscheidet man die alpha-Linolensäure (ALA) als Ausgangssubstanz (Vorkommen in pflanzlichen Ölen wie Lein- und Rapsöl) von den langkettigen Varianten Docosahexaensäure (DHA) und Eicosapentaensäure (EPA), die vor allem in fetten Seefischen (Thunfisch, Lachs, Makrele, Hering) vorkommen. Für den optimalen menschlichen Stoffwechsel ist die Zufuhr von Omega-3-Fettsäuren pflanzlicher **und** tierischer Herkunft von großer Bedeutung.

Omega-3-Fettsäuren stellen die wesentlichen Bestandteile von Zellmembranen dar. Sie sind essenziell für das Wachstum und die Regeneration von Körperzellen. Sie haben durchblutungsfördernde, antioxidative, entzündungshemmende und gefäßschützende Eigenschaften. Im menschlichen Körper ist die höchste Konzentration von Omega-3-Fettsäuren in den Sehzellen der Netzhaut zu finden. Hervorzuheben ist, dass unter fischölreicher Ernährung eine geringere Bildung des schädlichen Stoffes Lipofuszin sowie ein besserer Abbau desselben im Pigmentepithel erfolgt. Des Weiteren wurde eine Reduktion der Empfindlichkeit der Netzhautzellen gegenüber dem Wachstumsfaktor VEGF nachgewiesen. Schließlich gibt es Belege für eine längere Überlebenszeit von Sehzellen unter fischölreicher Ernährung, und hier besonders in schlecht durchbluteten Bereichen.

Die meisten positiven Wirkungen von Omega-3-Fettsäuren sind auf die Optimierung der Zellmembranfunktion zurückzuführen, sie sind also ein absolutes Muss in der Ernährung und Substitution, nicht nur bei Makuladegeneration. Aufgrund der vielen eindeutig wissenschaftlich belegten positiven Wirkungen dieser Substanzen kann an dieser Stelle eine eindeutige Empfehlung zur Einnahme ausgesprochen werden.

Sollten Sie den Geschmack des reinen Öls nicht mögen, schlucken Sie es mit einem Schuss Fruchtsaft herunter. Frische, nicht oxidierte Öle sind im Allgemeinen aber sehr wohlschmeckend. Leinöl eignet sich auch hervorragend als Beimischung zum Salat oder auf Kartoffeln mit Quark.

Einnahmeempfehlung
Nehmen Sie täglich wechselweise tierische und pflanzliche Omega-3-Fettsäuren ein, beispielsweise:

Tag 1: Einige Fischölkapseln (z. B. omega3-Loges ® cardio); alternativ 1–2 Esslöffel Omega-3 Total (Firma Norsan), auch in Form von Kapseln erhältlich
Tag 2: 1–2 Esslöffel Leinöl vor dem Essen

Die Dosierung der Omega-3-Fettsäuren ist hier bewusst ungenau gehalten, da sie sich nach dem individuellen Fettsäurestatus richtet. Im Allgemeinen gilt, mit der Einnahme nicht zu sparsam zu verfahren. Die Testung des Fettsäurestatus im Labor oder im Schnell-Selbsttest sollte alle paar Monate erfolgen und die Dosis dementsprechend angepasst werden.

Regeneration der Seh- und Nervenzellen mit Organpräparaten

Es gibt eine Reihe von naturheilkundlichen Präparaten, welche die Regeneration der erkrankten Netzhautbereiche gezielt anregen. Es handelt sich hierbei um so genannte Organpräparate, die nach homöopathischen und anthroposophischen Gesichtspunkten angewandt werden.

Für die Augen werden Präparate für die unterschiedlichen anatomischen Strukturen angeboten, beispielsweise Mittel für die Netzhaut und die Aderhaut (anwendbar bei Makuladegeneration), für den Sehnerv (Grüner Star) oder für die Linse (Grauer Star).

Organpräparate werden im Allgemeinen intramuskulär oder subkutan gespritzt, aber teilweise auch als Augentropfen angeboten. Die Injektionslösungen können auch, wenn Spritzen nicht verabreicht werden dürfen (beispielsweise bei gleichzeitiger Einnahme von Marcumar als Blutverdünnungsmittel), als Lösung unter die Zunge eingenommen werden. Besonders gute Ergebnisse zeigt die Anwendung der Organpräparate, wenn sie parallel zur HOT-Behandlung, gemischt mit einem Teil des durch die HOT aktivierten Blutes, intramuskulär gegeben werden.

Die für jedes Krankheitsbild individuelle Zusammenstellung dieser recht kostspieligen Therapie sollte mit dem behandelnden Arzt besprochen werden, am besten geeignet ist eine vorherige Austestung mittels Elektroakupunktur. Auch der Zeitpunkt einer solchen als Regenerationskur durchgeführten Behandlung ist wichtig. Es sollte auch hier möglichst eine Entgiftung und Entschlackung vorausgegangen sein.

Präparate und Hersteller

- Potenzierte Organpräparate der Firmen Wala und Weleda
- Regeneresen nach Prof. Dr. H. Dyckerhoff
- Organpräparate der Firma Vitorgan
- Organpräparate der Firma Heel

Kapitel 10: Ernährung bei Makuladegeneration

Die Ernährung wird mittlerweile bei zahlreichen chronischen Erkrankungen als ein wichtiger therapeutischer Baustein betrachtet. Auch bei der Makuladegeneration kann empfohlen werden, in der Ernährung einige Regeln zu beachten, die im folgenden Kapitel besprochen werden. Die richtige Zusammensetzung der Nahrung unterstützt sowohl die weiter oben beschriebene Entgiftung des Körpers als auch seine Regulation. Eine gute Ernährung stellt eine sinnvolle Grundlage dar.

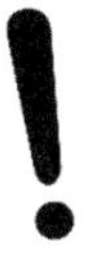

Die Ernährung ist immer von individuellen Verträglichkeiten abhängig. Wenn Sie an Unverträglichkeiten von Fruchtzucker oder Milchzucker leiden, oder wenn Sie Magen-Darmprobleme haben, ist es sinnvoll, die Ernährung entsprechend anzupassen. Das bedeutet z. B., dass Gemüse nicht roh, sondern leicht gedünstet verzehrt wird, dass man zu laktosefreien Milchprodukten greift oder weniger fetten Seefisch verzehrt und stattdessen mehr pflanzliche Öle verwendet.

Allgemeine Ernährungsregeln

Zusammenfassend lassen sich folgende allgemeine Ernährungsregeln aufstellen:

- Reduzieren Sie Genussmittel wie Alkohol, Kaffee, Schwarzen Tee, Nikotin.
- Reduzieren Sie Fleisch- und Wurstwaren auf maximal zwei- bis dreimal pro Woche. Hühnerfleisch ist rotem Fleisch (Schweine- und Rindfleisch) vorzuziehen.
- Essen Sie mindestens zweimal pro Woche Fisch.
- Bevorzugen Sie Gemüse, Sojagerichte, Obst und Milchprodukte (**Vorsicht** bei Unverträglichkeiten von Frucht- und Milchzucker!).
- Achten Sie darauf, dass Rohkost einen hohen Anteil Ihrer Nahrung ausmacht. Wenn Sie Magen-Darmprobleme haben, sollten Sie Obst und Gemüse nicht roh essen, sondern leicht dünsten.
- Verwenden Sie hochwertige Pflanzenöle (z. B. Leinsamen-, Oliven- oder Rapsöl).
- Essen Sie möglichst frische und naturbelassene Lebensmittel aus biologischem Anbau.
- Benutzen Sie beim Kochen „entgiftende" Gewürze wie Koriander, Zwiebeln, Ingwer, Kurkuma (Gelbwurz).

Säuren und Basen

Wie bereits beschrieben, ist ein kranker Organismus häufig übersäuert. Eine ausgewogene Ernährung mit etwa 80 % basischen und 20 % sauren Lebensmitteln ist daher empfehlenswert. In der nachfolgenden Tabelle sind wichtige Basen- und Säurelieferanten aufgelistet.

Basische Nahrungsmittel	Saure Nahrungsmittel
Kartoffeln	Fleisch und Wurst
Obst und Gemüse	Fisch
Zwiebeln, Knoblauch	Käse
Rohe Milch	Röstprodukte
Sahne	Erdnüsse
Sojabohnenprodukte	Weißer und brauner Zucker
Stilles Mineralwasser	Weißmehl
Kräutertees	Kaffee
	Schokolade
	Kohlensäurehaltige Getränke
	Alkoholische Getränke
	Industriell gefertigte Speisen (Fertiggerichte)

Hinweise für den Zuckerkonsum

In den letzten Jahren ist unser hoher Kohlenhydratkonsum und seine schädlichen Auswirkungen auf die Gesundheit verstärkt untersucht worden.

Der Verzehr von Kohlenhydraten macht sich im Blutzuckerspiegel bemerkbar, der einen bestimmten Wert nicht unter- oder überschreiten sollte. Bestimmte Kohlenhydrate lassen den Blutzuckerspiegel schnell ansteigen, und langfristig erhöhte Blutzuckerwerte führen zu oxidativem Stress mit all seinen schädigenden Auswirkungen – nicht nur auf die Makula, sondern auf den gesamten Körper. Der Zusammenhang zwischen hohem Zuckerkonsum und damit verbundener vermehrter Bildung von bestimmten Schlackenstoffen, den so genannten AGEs (**A**ge **G**lycation **E**nd products) bei Makuladegeneration wurde weiter oben beschrieben. Man diskutiert eine schädliche Wirkung auf die Blutgefäße und einen Einfluss auf Blutfette und Entzündungsmarker im Blut. Bekannte langfristige Folgen zu hohem Zuckerkonsums sind Fettleber, Herz-Kreislauferkrankungen, Diabetes und Übergewicht.

Kohlenhydrate bestehen aus Zucker, der als Einfachzucker (Trauben- und Fruchtzucker), Zweifachzucker (Haushalts- und Milchzucker) und Mehrfachzucker (Stärke aus Getreide) vorkommt.

Heute weiß man, dass auch der hohe Konsum von Fruchtzucker eher schädlich ist – und unser Fruchtzuckerkonsum ist enorm. Das liegt zum großen Teil daran, dass Fruchtzucker eine hohe Süßkraft hat und zahlreichen Lebensmitteln als Zusatzstoff beigefügt wird.

Vor allem Menschen, die an chronischen Krankheiten wie der Makuladegeneration leiden, sollten daher sehr auf ihren Zuckerkonsum achten. Im Folgenden finden Sie dazu einige Ratschläge:

- Reduzieren Sie reinen Haushaltszucker und neben dem Zucker die „Dickmacher" unter den Lebensmitteln: Weißmehlprodukte, Pizza, Nudeln. Greifen Sie stattdessen zu Vollkorngetreideprodukten.
- Fertigprodukte und Süßgetränke sollten Sie ganz streichen.
- Fruchtsäfte nur sparsam und am besten mit Wasser verdünnt trinken. Sie enthalten große Zuckermengen und weisen nicht die Ballaststoffmenge auf, die die Originalfrucht enthalten würde.
- Honig und Dicksäfte sind zwar Bestandteil einer gesunden und vollwertigen Ernährung, enthalten aber sehr viel Zucker, vor allem viel Fruktose. Um Zucker zu reduzieren, greifen Sie besser zu Yaconsirup, Reissirup oder Gerstenmalzsirup.
- Trockenobst enthält sehr viel Zucker (Glukose und Fruktose). Es ist eher eine Süßigkeit, die Sie nur gelegentlich genießen sollten.
- Obst und Gemüse zählen trotz der enthaltenen Fruktose nach wie vor zu den gesündesten Lebensmitteln. Versuchen Sie, eher zuckerarme Früchte zu essen (s. Tabelle) und reduzieren Sie den Früchtekonsum ab dem Nachmittag.

Glucose- und Fruktosegehalt in Fruchtsorten		
Lebensmittel (pro 100 g)	**Glukosegehalt (in g)**	**Fruktosegehalt (in g)**
Pfirsich	1,0	1,2
Zitrone	1,4	1,3
Honigmelone	1,6	1,3
Aprikose	1,7	0,9
Birne	1,7	6,8
Mandarine	1,7	1,3
Nektarine	1,7	1,7
Himbeere	1,8	2,0
Apfel	2,0	5,7
Johannisbeere	2,0	2,5
Wassermelone	2,0	3,9
Ananas	2,1	2,4
Erdbeere	2,2	2,2
Orange	2,3	2,5
Heidelbeere	2,5	3,3
Brombeere	2,9	3,1
Pflaume	3,3	2,0
Banane	3,5	3,4
Kiwi	4,3	4,6
Zwetschge	4,3	2
Granatapfel	7,1	7,9
Kirschen, süß	7,1	6,3
Weintrauben	7,1	7,1

(Quelle: Institut für Ernährungsmedizin, Klinikum rechts der Isar, TU München)

Getränke und Trinkmenge

Unser Körper besteht zu einem Großteil aus Wasser. Durch Ausscheidungen, Schwitzen etc. verliert er pro Tag bis zu zwei Liter (bei Anstrengungen und heißen Temperaturen mehr), die durch Trinken wieder ausgeglichen werden müssen. Der Körper braucht mindestens zwei Liter Flüssigkeit pro Tag. Trinken Sie mineralarmes Wasser (z. B. Volvic), abgekochtes Leitungswasser oder Kräutertee. Ingwertee ist bekömmlich und entgiftend.

Ingwertee (1 Tasse)
Ingwer gut waschen. Etwa 1 cm großes Stück mit der Schale in Scheiben schneiden, mit kochendem Wasser übergießen und ca. 3 bis 5 Minuten ziehen lassen.

Mineralwasser und Kräutertee ersetzen dem Körper freies Wasser. Kaffee und gegerbte Teesorten (schwarzer Tee, Rotbuschtee) regen die Nierentätigkeit an, und es kommt, wenn man nicht gleichzeitig Wasser zu sich nimmt, in der Bilanz zu einem Verlust an Flüssigkeit (**Tipp**: Kaffee und schwarzen Tee reduzieren und immer zusätzlich ein Glas Wasser genießen). Grüner Tee gehört auch in diese Gruppe. Da er eine Vielzahl von positiv wirksamen Stoffen enthält, ist sein maßvoller Genuss zu empfehlen. Milch ist ein Nahrungsmittel und damit nicht als Flüssigkeitsersatz geeignet. Alkoholische Getränke mit hohem Alkoholgehalt (Wein, Sekt, Likör, Schnaps) ersetzen keine freie Flüssigkeit, niedrig konzentrierte Alkoholgetränke (Bier, Radler) sind in Maßen akzeptabel.

Esskultur

Neben der richtigen Auswahl der Lebensmittel ist auch eine gewisse „Esskultur" wichtig für einen gut funktionierenden, gesunden Organismus. Beachten Sie dabei folgende Hinweise:

- Essen Sie langsam und kauen Sie gründlich.
- Genießen Sie das Essen, nehmen Sie sich genügend Zeit, richten Sie den Essplatz geschmackvoll her.
- Nehmen Sie am besten drei Mahlzeiten täglich mit dazwischenliegenden großen Pausen (ca. fünf Stunden) ein.
- Trinken Sie nicht während des Essens, sondern eher zwischen den Mahlzeiten.

Nahrungsmittel als Lieferanten für Vitamine und Mineralien

Manche Nahrungsmittel sind besonders reich an schützenden und stärkenden Substanzen und sollten daher häufiger auf Ihrem Speiseplan stehen.

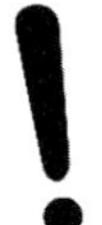

Nehmen Sie täglich mindestens 600 g Gemüse und Obst, auf fünf Portionen verteilt, ein.

Karotten, Tomaten, Spinat, Brokkoli, Salat, Bohnen oder Orangen versorgen uns mit **Carotinoiden.**

Grünkohl ist ein Gemüse mit sehr hohem **Luteingehalt.** Auch in Spinat, Petersilie und Brokkoli ist Lutein reichlich enthalten. Bei bereits sichtbaren Zeichen der trockenen Form der Makuladegeneration liegt die empfohlene Tagesdosis bei 10–12 mg. Zur Vorsorge dürften niedrigere Mengen (6 mg täglich) ausreichen. In der nachfolgenden Tabelle ist der Luteingehalt unterschiedlicher Gemüsesorten aufgeführt.

10 mg Lutein sind enthalten in:	
22.000 g (22 kg)	Äpfeln
10.000 g (10 kg)	Tomaten
4.200 g (4,2 kg)	Gurken
3.900 g (3,9 kg)	Karotten
760 g	Rosenkohl
560 g	Kopfsalat
500 g	Brokkoli
400 g	Erbsen
100 g	Spinat oder Mangold
100 g	Petersilie oder Kresse
100 g	Rucola
45 g (!)	Grünkohl

Vitamin A findet sich vorwiegend in Rinderleber, Karotten, Feldsalat und Grünkohl.

Vitamin B1 ist enthalten in Bierhefe, Weizenkeimen und Sonnenblumenkernen. **Vitamin B6** ist besonders in Bierhefe vorhanden. **Vitamin B12** findet sich in hoher Konzentration z. B. in Rinderleber, -nieren, Seelachs und Käse. **Folsäure** ist in Weizenkeimen, Eigelb, Spinat und Brokkoli enthalten.

Acerolakirsche, Sanddorn, Zitronen, Orangen, Kiwi, rote Paprika und Brokkoli sind reich an **Vitamin C**. Wenn Sie Zitrusfrüchte nicht gut vertragen, sollten Sie eher Sanddorn zu sich nehmen.

Vitamin E ist reichlich in Weizenkeimen und Sprossen enthalten. Sie können die Keime z. B. zum Müsli essen. Sprossen können Sie selbst keimen und zum Salat oder als frische Zutat zum Brot essen.

Natürliche Quellen von **Coenzym Q10** sind pflanzliche Öle, z. B. Rapsöl und Olivenöl, aber auch Leber, Fisch, Nüsse und Fleisch. Allerdings ist es in der empfohlenen Menge durch Nahrungsmittel kaum aufzunehmen.

Zink ist z. B. in Austern, Schweineleber, Haferflocken, Kalbfleisch und Käse enthalten.

Der Vollständigkeit halber wurde auch der hohe Vitamingehalt von Fleisch und Innereien erwähnt. Zum Verzehr von Innereien kann wegen der hohen Schadstoffbelastung an dieser Stelle nicht geraten werden.

Kaltwasserfische wie Makrele, Wildlachs und Hering sind reich an **Omega-3-Fettsäuren**. Sie haben durchblutungsfördernde, entzündungshemmende und herzschützende Eigenschaften. Hochwertige Öle wie Oliven-, Raps-, Lein- und Walnussöl sind hervorragende Quellen für Omega-3-Fettsäuren pflanzlicher Herkunft und sollten daher einen festen Platz in Ihrer Küche haben.

Auf den folgenden Seiten finden Sie ein paar vegetarische Rezeptideen zum Ausprobieren.

Rezeptideen bei Makuladegeneration

Italienische Petersilienpaste

Zutaten für circa 8 Portionen:
100 g Pinienkerne
2 Bund Petersilie
2 Knoblauchzehen
3 Esslöffel Parmesan, frisch gerieben
2–4 Esslöffel kaltgepresstes Olivenöl
1 Esslöffel Zitronensaft
Meersalz, Weißer Pfeffer, frisch gemahlen

Zubereitung:
Die Pinienkerne in einer trockenen Pfanne bei mittlerer Hitze rösten, bis sie goldgelb sind. Auskühlen lassen und fein mahlen. Die gewaschene Petersilie trocken schwenken, von den groben Stielen befreien und fein hacken. Den Knoblauch ebenfalls fein hacken. Die gemahlenen Pinienkerne, die zerkleinerte Petersilie, den gehackten Knoblauch und den Parmesan nach und nach in einem Mörser zerstoßen oder unter Zugabe von Olivenöl portionsweise im Mixer bzw. mit dem Pürierstab zu einer glatten Paste verarbeiten. Mit Zitronensaft, Salz und Pfeffer pikant abschmecken. Im Kühlschrank und luftdicht verschlossen ist die italienische Petersilienpaste bis zu zwei Wochen haltbar.

Gefüllte Zucchini mit Schafskäse und Bulgur

Zutaten (für 4 Personen):
4 Zucchini (alternativ: Aubergine, Tomaten, Paprika)
2 EL Olivenöl
2 Knoblauchzehen
2 Zweige Oregano
35 g Bulgur
80–100 ml Gemüsebrühe
¼ TL Salz, 1 Msp. Pfeffer
160 g Schafskäse
2 Eier

Zubereitung:
Zucchini waschen, Enden abschneiden, längs halbieren, Fruchtfleisch mit einem Löffel herausschaben, dabei einen Rand stehen lassen. Den Bulgur in der Gemüsebrühe kochen. Das Zucchinifleisch fein hacken und dazugeben. Knoblauch abziehen und dazupressen. Ofen auf 180 °C (150 °C Umluft) vorheizen. Oregano abbrausen und trocken schütteln. Blättchen abzupfen, hacken, mit dem Bulgur unter die Zucchini-Masse mischen. Mit Salz und Pfeffer würzen. Ca. 5 Minuten dünsten, dann abkühlen lassen. Käse zerbröckeln, mit Eiern und Gemüse vermischen. Zucchinihälften mit der Masse füllen und in eine Auflaufform setzen. Ca. 25 Minuten überbacken.

Brokkoli-Kokossuppe

Zutaten (für 4 Personen):
1 Möhre
75 g Sellerie
2 mittlere Kartoffeln (150 g)
1 Stück Ingwer (1 cm)
1 Stange Lauch
600 ml Gemüsebrühe
½ TL abgeriebene Schale einer unbehandelten Zitrone
1 Zwiebel
300 g Brokkoli
1 Möhre
3 Tomaten (150 g)
2 EL Olivenöl
400 ml Kokosmilch
2–3 EL Sojasoße
2 EL Zitronensaft
Pfeffer, Salz
2 EL grob gehacktes Basilikum

Zubereitung:
Möhre, Sellerie, Kartoffel und Ingwerwurzel waschen bzw. schälen und würfeln. Den Lauch in Ringe schneiden. Gemüsebrühe mit dem Gemüse und der Zitronenschale aufkochen, bei milder Hitze etwa 30 Minuten köcheln lassen und pürieren.

Die Zwiebel und Brokkolistiele würfeln, Brokkoliblüten in kleine Röschen schneiden, die Möhre in sehr dünne Scheiben schneiden und die Tomaten würfeln. Die Zwiebeln in Öl goldgelb anbraten, Brokkolistiele und Möhrenscheiben zugeben und unter Rühren anbraten. Pürierte Suppe, Kokosmilch und Sojasoße zugießen, aufkochen; Brokkoliröschen und nach 2 Minuten Tomaten zugeben; weitere 2 Minuten köcheln lassen. Zitronensaft zugeben und mit Salz und Pfeffer abschmecken. Mit Basilikum bestreut servieren.

Grünkohl orientalisch

Zutaten (für 4 Personen):
100 g rote Linsen
750 g Grünkohl (alternativ: Mangold)
200 g Zwiebeln
2–3 Knoblauchzehen
1 rote Paprika
1 gelbe Paprika
2 EL Olivenöl
1 ½ EL Curry
½ TL Kardamom
100 ml Gemüsebrühe
120 g Fetakäse
60 g geröstete Pinienkerne
½ TL Salz, 1 Msp. Pfeffer

Zubereitung:
Linsen in kaltem Wasser 30 Minuten einweichen. Grünkohlblätter von den Strünken schneiden. Gründlich waschen. In einem großen Topf mit kochendem Salzwasser 2 Minuten blanchieren, abgießen, mit kaltem Wasser abspülen, abtropfen lassen. Zwiebeln und Knoblauch abziehen, fein würfeln. Paprikaschoten putzen, waschen, würfeln. Zwiebeln und Knoblauch in mäßig heißem Olivenöl andünsten, Curry und Kardamom zugeben, kurz mitdünsten. Paprika zugeben und 2 Minuten garen. Grünkohl und abgetropfte Linsen zufügen, Brühe angießen, weitere 3 Minuten garen. Würzen. Zum Schluss den Schafskäse würfeln und unterheben und die gerösteten Pinienkerne darüberstreuen. Dazu schmeckt körniger Basmati-Vollkornreis oder Naturreis.

(Quelle: Sigrid Bosmann, Anna Paul: Vegetarisch vollwertig kochen. Leichte und genussvolle Gerichte. Essen: KVC, 3. Auflage 2017)

Teil IV: Allgemeine Ratschläge

Was tun bei akuter Sehverschlechterung?

Beim Übergang von der trockenen in die feuchte Makuladegeneration kann es zu einer plötzlichen Sehverschlechterung kommen. Auch die feuchte Form kann sich rapide weiterentwickeln.

Erster Grundsatz in dieser Situation ist es, Ruhe zu bewahren und sich nicht unnötig aufzuregen. Dadurch würde man eine Durchblutungsmangelsituation noch weiter verschärfen und sich zusätzlich selbst schaden.

Neben allgemein entgiftenden Maßnahmen muss umgehend der Augenarzt aufgesucht werden, und zwar als Notfall, möglichst am gleichen oder kommenden Tag. Dieser kann dann weitere Maßnahmen einleiten. Die Zeit spielt jetzt eine ganz wichtige Rolle, denn je früher eine Behandlung erfolgt, umso größer ist die Erfolgschance.

In den überwiegenden Fällen muss jetzt eine Fluoreszenzangiografie durchgeführt werden, um den aktuellen Zustand der Erkrankung festzustellen. Eine Fluoreszenzangiografie ermöglicht die Darstellung der Netzhautgefäße und hilft, z. B. Durchblutungsstörungen zu lokalisieren. Diese Untersuchungsmethode ist im ersten Teil des Buches ausführlicher beschrieben.

Sinnvoll ist es auch, gemäß der individuellen Konstitution, naturheilkundliche Entgiftungsmittel für den Akutfall in der Hausapotheke vorrätig zu haben.

Naturheilkundliche Entgiftungsmittel

- Drüfusan-Pulver (Syxyl): 3 x tägl. ½ Teelöffel Pulver unter der Zunge zergehen lassen.
- Arnica D3, D4 oder D6 (DHU): 3 x tägl. 5 Globuli unter der Zunge zergehen lassen.
- Lymphomyosot bzw. Traumeel (Heel): 3 x tägl. 2 Tbl. unter der Zunge zergehen lassen.

Wenn Sie ein Nährstoffkombinationspräparat einnehmen, empfiehlt sich jetzt die kurzzeitige Verdoppelung der Dosis für circa 2–3 Wochen.

Die Eigenmedikation mit den oben beschriebenen Entgiftungsmitteln ist kurzfristig möglich und ungefährlich. Da aber im ganzheitlichen Sinne die Begleitumstände des Krankheitsbildes von ausschlaggebender Bedeutung sind, sollte spätestens nach der Augenuntersuchung die genaue Abstimmung mit Ihrem naturheilkundlichen Arzt oder Heilpraktiker erfolgen.

Allgemeine Tipps zur Entgiftung

Es gibt viele einfach und selbständig anwendbare Hausmittel, mit denen man – regelmäßig durchgeführt – eine stetige Entgiftung und Entschlackung erreichen kann. So kann man die Grundsubstanz immer „sauber" halten und damit letztlich allen chronischen Erkrankungen vorbeugen:

- Mindestens eine halbe Stunde täglich an der frischen Luft spazieren gehen, dabei bewusst atmen (einatmen, dabei bis 8 zählen, Atem anhalten und bis 8 zählen, wieder ausatmen und dabei bis 8 zählen).
- Ölziehkur: Morgens nüchtern 1 Esslöffel Sonnenblumenöl 10 Minuten lang durch die Zähne ziehen und kräftig „kauen", anschließend ausspucken, nicht herunterschlucken!
- Regelmäßige Saunagänge, Kneippsche Güsse, je nach körperlicher Konstitution, Biosauna (ist weniger kreislaufbelastend). **Achtung**: Erhöhte Tagestrinkmenge beachten! Keine Sauna bei akuter Sehverschlechterung und beim **vasospastischen Syndrom***!
- Entsäuerungsbad: 2 Esslöffel Basenmischung ins Badewasser geben, wirkt auch gegen Zellulite.
- Akupressurpunkt für das Entgiftungsorgan Leber: Knieinnenseite beklopfen.

- Förderung der Ausscheidung von Umweltgiften: Weizenkeimöl morgens auf den Körper (möglichst großflächig) auftragen, ca. 10 Minuten belassen, anschließend abduschen.
- Regelmäßig einen feuchtwarmen Leberwickel anlegen (Anwendung siehe weiter oben S. 114). Die Anwendung kann täglich erfolgen. Menschen mit vasospastischem Syndrom profitieren oft zusätzlich vom Leberwickel, da sie währenddessen und für einige Zeit danach warme Füße bekommen.

*** Vasospastisches Syndrom**
Beim vasospastischen Syndrom (auch primäre vaskuläre Dysregulation) handelt es sich um eine Erkrankung, bei der es – vermittelt durch bestimmte Stresshormone im Blut – zu einer übermäßigen Verkrampfung von Gefäßen kommt. Betroffene leiden häufig unter kalten Händen und/oder Füßen, schlechter Augendurchblutung, Ohrgeräuschen (Tinnitus) bis hin zum Hörsturz, Migräne und Angina pectoris (Verengung der Herzkranzgefäße). Die Gefäßverkrampfung kann durch Stress, Nikotin und durch Kältereize wie z. B. bei einem Kneippschen Guss ausgelöst werden.

Psychische Aspekte der Makuladegeneration

Die bisher genannten Therapien haben die überaus sensible psychische Seite der Makuladegeneration unbeachtet gelassen. Allem voran steht natürlich die Angst, vollständig zu erblinden. Diese wenigstens kann dem Patienten genommen werden, denn durch eine Makuladegeneration, sei sie auch noch so ausgeprägt, kann man sein Augenlicht nicht vollständig verlieren. Was im Endstadium immer übrig bleibt, sind periphere Anteile des Gesichtsfeldes. Eine Orientierung im Raum ist also weiterhin zu jeder Zeit möglich.

Aber die abnehmende Fähigkeit zu lesen, das Nichterkennen von Gesichtern und die zunehmende Abhängigkeit von anderen Personen lassen Angst und Verzweiflung in die Herzen einkehren. Einerseits muss das Endstadium nicht zwangsläufig bei jedem eintreten, und schon gar nicht, wenn prophylaktische Maßnahmen wie hier beschrieben frühzeitig eingeleitet werden. Andererseits belasten Stresssituationen den gesamten Körper, sie führen zu Übersäuerung und verminderter Entgiftung. Nach der chinesischen Lehre werden hierdurch besonders die Systeme Leber und Gallenblase belastet, für den Fall der Augenleiden ein äußerst unglücklicher Zusammenhang.

Darüber hinaus sind das Netzhaut- und das Aderhautgefäßsystem sehr anfällig gegenüber Stress und Anspannung, und eine Minderdurchblutung ist die Folge. Diese wiederum kann sich in beunruhigenden Sehschärfeschwankungen zeigen.

Die zwingende Konsequenz daraus ist, dass der Patient mit Makuladegeneration sich unbedingt mit seiner psychischen Situation auseinandersetzen sollte. Dabei ist es sinnvoll, sich auch mit Leidensgenossen auszutauschen. Oft können Mitmenschen, die aus der scheinbar ausweglosen Situation ihre eigenen Lösungsstrategien gefunden haben, für andere wegweisend sein. Aus eigener Erfahrung haben sich Gesprächsrunden in kleinen Gruppen bewährt, in denen der Umgang mit psychischen Problemen zusammen mit geschultem Personal geübt werden kann.

Auch Entspannungstechniken wie Autogenes Training, Meditation oder beispielsweise Musiktherapie haben sich bewährt.

Für die Betroffenen ist es an der Zeit zu lernen, die Situation anzunehmen und das Beste daraus zu machen. Selbstliebe, Selbstvertrauen und vor allem eine positive Grundeinstellung zum Leben sind wesentliche Grundvoraussetzungen für diesen Schritt.

Denke nicht so oft an das, was Dir fehlt,
sondern an das, was Du hast. (Marc Aurel)

Zur übergeordneten Bedeutung der Makuladegeneration und anderer Augenerkrankungen empfehle ich von Ilse Strempel *Das andere Augenbuch.* Essen: KVC Verlag 2013.

Makuladegeneration: Was nun? – Häufig gestellte Fragen und Empfehlungen

Die Altersabhängige Makuladegeneration ist die häufigste derzeitige Ursache einer starken Sehminderung bei älteren Menschen in den Industrieländern.

Vielfach taucht die Frage danach auf, ob die Erkrankung in früheren Generationen seltener auftrat. Haben unsere Vorfahren etwa mehr luteinreiche Gemüse gegessen oder gesünder gelebt? Wahrscheinlich nicht, denn die Entwicklung ist eher darauf zurückzuführen, dass heute die Menschen immer älter werden und hierdurch Alterserkrankungen deutlich auf dem Vormarsch sind.

Die Makuladegeneration ist eine Zivilisationskrankheit.

Diese Bezeichnung spiegelt den Einfluss unserer Lebensweise wider. Cadmiumverseuchte Böden, auf denen unsere Pflanzen wachsen, und pestizidverunreinigte Nahrungsmittel sind an der Tagesordnung. Die Einflüsse der modernen Ernährung bringen eine Zunahme von Übergewicht, Bluthochdruck und Zuckerkrankheit (alles übrigens Zivilisationskrankheiten) mit sich und sind zudem Grundlage für eine Vielzahl von

Darmproblemen. Diese wiederum haben Störungen des Immunsystems, des Stoffwechsels und der Entgiftung zur Folge. Kurzum, die Makuladegeneration ist auch eine Verschlackungserkrankung, die sich in einer Degeneration der Netzhautzellen zeigt.

Wie hoch ist das individuelle Risiko, an Makuladegeneration zu erkranken?

Es gibt eine Reihe von Faktoren, die das persönliche Risiko, an der Makuladegeneration zu erkranken, beeinflussen. Man weiß z. B., dass Frauen ein höheres Risiko haben als Männer. Anhand des folgenden Fragebogens können Sie sich selbst einschätzen.

- Leiden Sie an Bluthochdruck?
- Haben Sie Diabetes?
- Sind Sie weiblichen Geschlechts?
- Wurden Sie am Grauen Star operiert?
- Sind Sie über 60 Jahre alt?
- Sind Sie oft schutzlos der Sonne ausgesetzt?
- Tragen Sie selten eine Sonnenbrille?
- Rauchen Sie oder haben Sie geraucht?
- Essen Sie wenig frisches Obst und Gemüse?
- Üben Sie selten körperliche Tätigkeiten oder Sport aus?
- Ernähren Sie sich einseitig (z. B. konservierte Nahrungsmittel, Sondenkost)?
- Trinken Sie regelmäßig Alkohol?

Je mehr Fragen Sie mit „ja“ beantworten, desto höher ist Ihr persönliches Risiko, an einer Makuladegeneration zu erkranken.

Wann soll mit vorbeugenden Maßnahmen begonnen werden?

Allgemein empfehlenswert ist natürlich eine gesundheitsbewusste Lebensführung (gemeint sind ausgewogene Ernährung, regelmäßige körperliche Bewegung). Bei einem erhöhten persönlichen Risiko kann man zusätzlich augenbezogene Entgiftungsmaßnahmen, wie in diesem Buch geschildert, anwenden.

Im trockenen Stadium der Erkrankung gibt es dann genügend naturheilkundliche Ansätze, mit denen man die Krankheit verbessern oder zumindest ein Fortschreiten der Makuladegeneration aufhalten kann. Sinn und Zweck all dieser Anstrengungen soll sein, dass der Übergang der Erkrankung in ihre feuchte Form gänzlich verhindert oder so lang wie möglich hinausgezögert wird.

Von großer Wichtigkeit ist hierbei die Aufklärung der Bevölkerung. Denn oftmals ist im trockenen Stadium der Makuladegeneration die Sehschärfe noch so gut, dass die Betroffenen nur eine geringe oder gar keine Motivation verspüren, etwas für die Gesundheit zu tun.

Ab wann soll man sich gezielt untersuchen lassen?

Da man weiß, dass Drusen bereits bei vielen Menschen ab dem 50. Lebensjahr sichtbar werden, sollten augenärztliche Untersuchungen bereits von diesem Alter an jährlich durchgeführt werden. Sind Familienmitglieder von der Erkrankung betroffen, so ist eine regelmäßige Untersuchung schon in jüngeren Jahren empfehlenswert. Die Frühdiagnostik ist besonders wichtig, da die Erkrankung schleichend und unbemerkt beginnt. Es ist bekannt, dass Frühzeichen am Augenhintergrund (Drusen und Pigmentverschiebungen) bereits Jahre vor Eintreten von Symptomen sichtbar sind.

Welche Therapie ist für mich die beste?

Jeder Mensch hat eine eigene Krankheitsgeschichte, zeigt einen individuellen Verschlackungsgrad und Entgiftungstyp. Daher muss eine naturheilkundliche Behandlung ganz individuell zusammengestellt werden.

Mit dem Eintreten der Makuladegeneration in das feuchte Stadium wird die Mangelsituation offensichtlich. Für diesen Fall gibt es mittlerweile eine Vielzahl von Ansätzen aus der konventionellen Medizin. Fast allen ist gemeinsam, dass die neu gebildeten Gefäße durch die Behandlung in ihrem Wachstum gehemmt oder verschlossen werden. An der ursächlichen Minderversorgung der Makula mit Sauerstoff und Vitaminen aber wird durch diese Therapie nichts geändert, es wird lediglich die Folge der Notlage behoben.

Für die feuchte Form der Makuladegeneration gilt prinzipiell der gleiche naturheilkundliche Ansatz wie für die trockene Form: die Entgiftung des Organismus, ein gezielter Ersatz von Mikronährstoffen und die Regeneration der gestörten Nervenzellen. Eine durchblutungsfördernde Therapie ist im feuchten Stadium eher nicht angezeigt, denn sie könnte eine vermehrte Durchblutung der neu gebildeten Adern und damit eine Verschlechterung der Krankheit bewirken. Eine Besserung der feuchten Form ist mit Einschränkungen möglich, vor allem in frühen Stadien.

Fazit

Die Kombination der konventionellen Diagnostik und Therapie mit den Möglichkeiten der Naturheilkunde setzt in der Behandlung der Makuladegeneration viele zusätzliche Heilpotentiale frei. Voraussetzung für den Erfolg der Behandlung ist der möglichst frühe Behandlungsbeginn im Stadium der trockenen Makuladegeneration. Ergreift man in diesem Stadium die notwendigen naturheilkundlichen Therapien, kann der Übergang in die feuchte Makuladegeneration verhindert oder für lange Zeit verzögert werden.

Die hier empfohlenen naturheilkundlichen Maßnahmen sollten nach Möglichkeit nicht ohne augenärztliche Begleitung durchgeführt werden.

Danksagung

An dieser Stelle möchte ich Herrn Dr. dent. Cornelissen, Zahnarzt und Heilpraktiker, für meine langjährige und umfassende ganzheitliche Ausbildung danken. Mit seinem unerschöpflichen Interesse und Wissen vermittelte er mir einen gehörigen Blick über den Tellerrand hinaus, ohne welchen man eine ganzheitliche naturheilkundliche Therapie nicht erfolgreich erlernen und anwenden kann.

Den Mitgliedern der Deutschen Gesellschaft für Ganzheitliche Augenheilkunde bin ich zu besonderem Dank verpflichtet. Durch die ständige kritische Auseinandersetzung mit komplementärmedizinischen Ansätzen in der Augenheilkunde innerhalb dieser Gruppe wurden viele erfolgreiche Therapien hervorgebracht, die mein medizinisches Handeln bis heute sehr bereichert haben. Nur so konnten Ansätze wie die hier geschilderten wachsen und reifen.

Frau Professor Ilse Strempel möchte ich besonders für die konstruktiven Ratschläge zum Manuskript und für das Geleitwort zu diesem Buch danken. Darüber hinaus stellte sie mir dankenswerterweise die Abbildungen 1 und 2 zur Verfügung.

Frau Dr. Ursula Klein, Essen, danke ich für die Angiografien und Aufnahmen vom Augenhintergrund.

Im Besonderen danke ich der Carstens-Stiftung : Natur und Medizin, die sich spontan bereit erklärte, sich des Themas Makuladegeneration anzunehmen und das Buch nunmehr in der dritten Auflage zu verlegen. Wertvolle Unterstützung hat mir dabei meine Lektorin Frau Dr. Maria Frühwald zuteilwerden lassen. Durch ihre konstruktive und unermüdliche Mitarbeit ist aus der komplexen und nicht immer leicht verständlichen Materie ein anschauliches Buch für Laien geworden.

Schließlich danke ich natürlich meiner Familie und meinen Freunden, die mich wegen der Arbeit an diesem Buch an vielen Wochenenden entbehren mussten und mich nach all ihren Kräften geduldig unterstützten.

Wie und wo Sie Hilfe finden können

Hilfsmittel

Hier soll auf Hilfsmittel hingewiesen werden, die nicht der Therapie dienen, sondern der Bewältigung eines nicht mehr zu ändernden Sehschärfeverlustes.

So gibt es Hilfsmittel für Sehbehinderte oder Blinde, die das Leben erleichtern. Von sprechenden Uhren angefangen bis zum sprechenden Blindencomputer gibt es immer neue technische Entwicklungen, die hilfreich sind. Auskunft geben die entsprechenden Verbände.

Für ältere Patienten mit Makuladegeneration empfiehlt sich ein Blindenstock, damit die Umwelt erkennt, dass hier ein Sehgeschädigter ist. Es gibt auch Geräte zur Bildschirmvergrößerung für Fernseher, oder Fernsehlesegeräte, Hörbücher (auch speziell für Blinde) und vieles andere.

Fragen Sie Ihren Augenarzt, ob und wann Ihnen staatlich finanzielle Hilfe zusteht, z. B. Sehbehinderten- oder Blindengeld! Die Richtlinien sind bedauerlicherweise von Bundesland zu Bundesland sehr unterschiedlich, Ihr Augenarzt weiß jedoch darüber Bescheid und wird für Sie einen entsprechenden Antrag fürs Versorgungsamt vorbereiten, damit Ihnen ein Schwerbehinderten-Ausweis bzw. eine Bescheinigung zur Berechtigung von Sehbehinderten- oder Blindengeld zur Verfügung gestellt wird.

Wichtige Adressen

Blindenvereine sind vor Ort in den jeweiligen Städten zu finden. Sie können die für Sie interessanten Adressen auf www.vereinsverzeichnis.eu/vveu,24,0,Blinden-Vereine.html oder über eine Suchmaschine problemlos recherchieren.

Akademie des Sehens e. V.
Hohenzollernring 70, 48145 Münster
Tel: 0251/9876464
www.muenster.org/ads

Die Akademie des Sehens gibt Soziale Hilfsstellung und Beratung für Betroffene, wenn die medizinischen Grenzen erreicht wurden. Die Anregung und Durchführung von Forschungsvorhaben und die Aufklärung der Öffentlichkeit sind weitere Ziele.

Bund zur Förderung Sehbehinderter
Beratungsstelle: Graf-Adolf-Str. 69, 40210 Düsseldorf
Tel: 0211/69509737
www.bfs-ev.de

Der BFS e. V. ist die einzige bundesweit arbeitende Selbsthilfeorganisation, welche die Belange aller Sehbehinderten – unabhängig von Art und Schwere der Behinderung – vertritt.

Deutscher Verein der Blinden und Sehbehinderten in Studium und Beruf e. V.
Frauenbergstr. 8, 35039 Marburg
Tel: 06421/948880
www.dvbs-online.de

Der DVBS ist eine Selbsthilfeorganisation und Interessenvertretung Blinder und Sehbehinderter, die Bildung, berufliche und soziale Teilhabe sichert und erschließt.

Deutscher Blinden- und Sehbehindertenverband e. V.
Rungestr. 19, 10179 Berlin
Tel: 030/2853870
www.dbsv.org

Der DBSV verfolgt das Ziel, die soziale Stellung der Blinden und Sehbehinderten zu erhalten und ihre gesellschaftliche und berufliche Eingliederung zu fördern.

Deutsches Blindenhilfswerk e. V.
Schulte-Marxloh-Str. 15, 47169 Duisburg
Tel: 0203/355377
www.blindenhilfswerk.de

Das Deutsche Blindenhilfswerk ist eine gemeinnützige Institution, die ganz im Dienste des Augenlichts steht. In den letzten 40 Jahren hat das DBHW Projekte unterstützt und mit direkten Einzelhilfen blinden und sehbehinderten Menschen geholfen.

Nikolauspflege – Stiftung für blinde und sehbehinderte Menschen
Fritz-Elsas-Straße 38, 70174 Stuttgart
Tel: 0711/656480
www.nikolauspflege.de

Die Nikolauspflege betreut 400 Menschen in den eigenen Einrichtungen und weitere 170 in externen Schulen und Betrieben. Das Angebot richtet sich an alle Altersklassen vom frühen Kindesalter bis ins hohe Erwachsenenalter.

Pro Retina Deutschland e. V.
Vaalser Str. 108, 52074 Aachen
Tel: 0241/870018
www.pro-retina.de

Pro Retina bietet aktuelle Informationen über alle Formen von Netzhautdegenerationen (Makuladegeneration, Retinitis pigmentosa, Usher Syndrom u. a.).

Der Verein will die Erforschung dieser Krankheiten vorantreiben und den Betroffenen die nötigen sozialen und technischen Hilfestellungen geben.

Augenärztliche Vereinigungen

Berufsverband der Augenärzte Deutschlands e. V. (BVA): www.augeninfo.de
Gesellschaft für ganzheitliche Augenheilkunde e. V. (DGGA): www.ophthalmologie.de
Deutsche Ophthalmologische Gesellschaft e. V. (DOG):www.dog.org
Gesellschaft für Ozon- und Sauerstoff-Anwendungen e. V. (GOS): www.ozonsauerstoff.de
Österreichische Ophthalmologische Gesellschaft (ÖDG): www.augen.at
Retinologische Gesellschaft e.V. : www.retinologie.org
Schweizerische Ophthalmologische Gesellschaft (SOG): www.sog-sso.ch

Buchempfehlungen

Sigrid Bosmann, Anna Paul: Vegetarisch vollwertig kochen. Essen: KVC 2015.

Thorwald Dethlefsen, Rüdiger Dahlke: Krankheit als Weg. München: Bassermann 2008.

Ted Kaptchuk: Das große Buch der chinesischen Medizin. Die Medizin von Yin und Yang in Theorie und Praxis. Frankfurt: Fischer Taschenbuch 2006.

Sebastian Kneipp: Meine Wasserkur – So sollt ihr leben. Die weltberühmten Ratgeber in einem Band. Stuttgart: MVS 2004.

Heike Lemberger, Franca Mangianeli, Nicolai Worm: Flexi-Carb-Das Kochbuch. München: Riva, 2015.

Brigitte Schüler: Selbsthilfe bei Trockenen Augen. Essen: KVC, 3. Auflage 2017.

Brigitte Schüler, Maria Frühwald: Grauer Star und Altersweitsichtigkeit. Essen: KVC, 2. Auflage 2015.

Volker Schmiedel: Natürlich Fisch! Stuttgart: Stuttgart: TRIAS 2015.

Ilse Strempel: Das andere Augenbuch. Essen: KVC, 2. Auflage 2013.

Peter Mayr, Harald Stossier: Die Candida-Diät. Über 100 Rezepte: Endlich Schluss mit Darmpilzen. Stuttgart: TRIAS; 2013.

Nicolai Worm, Melanie Teutsch: Leberfasten nach Dr. Worm: Das innovative Low-Carb-Programm gegen die Fettleber. Stuttgart: Trias; 2015.

Bernhard Watzl, Claus Leitzmann: Bioaktive Substanzen in Lebensmitteln. Stuttgart: Hippokrates; 2005.

Wissenschaftliche Studien

Im Folgenden wird eine Auswahl wissenschaftlicher Studien genannt. Bei Interesse kann weiterführende Literatur bei der Autorin angefordert werden.

Einleitung

Bertram B: Blindheit und Sehbehinderung in Deutschland: Ursachen und Häufigkeit. Der Augenarzt. 2005; 39 (6): 267–268.

Fuhs A, Dasch B, Behrens T et al.: Visual function and quality of life in patients with age-related maculopathy: results of the munster age and retina study (MARS). Klin Monatsbl Augenheilkd. 2005; 222 (8): 649–654.

Teil I, Kapitel 1: Die gesunde Netzhaut – Fakten und Zusammenhänge

Die alternde Pigmentschicht

Anderson DH, Talaga KC, Rivest AJ et al.: Characterization of beta amyloid assemblies in drusen: the deposits associated with aging and age-related macular degeneration. Exp Eye Res. 2004; 78 (2): 243–256.

Biswas J, Raman R: Age-related changes in the macula. A histopathological study of fifty Indian donor eyes. Indian J Ophthalmol. 2002; 50 (30): 201–204.

Chong NH, Keonin J, Luthert PJ et al.: Decreased thickness and integrity of the macular elastic layer of Bruch's membrane correspond to the distribution of lesions associated with age-related macular degeneration. Am J Pathol. 2005; 166 (1): 241–251.

Holz FG, Pauleikhoff D, Sapide R, Bird AC (Hrsg.): Altersabhängige Makuladegeneration. Berlin: Springer; 2011.

Nakata K, Crabb JW, Hollyfield JG: Crystallin distribution in Bruch's membrane-choroid complex from AMD and age-matched donor eyes. Exp Eye Res. 2005; 80 (6): 821–826.

Roth F, Bindewald A, Holz FG: Keypathophysiologic pathways in age-related macular disease. Graefes Arch Clin Exp Ophthalmol. 2004; 242 (8): 710–716.

Rudolf M, Ivandic B, Winkler J, Schmidt-Erfurth U: Accumulation of lipid particles in Bruch's membrane of LDL receptor knockout mice as a model of age-related macular degeneration. Ophthalmologe. 2004; 101 (7): 715–719.

Sarangarajan R, Apre SP: Melanization and phagocytosis: Implications for age related macular degeneration (Review). Molecular Vision. 2005; 11: 482–490.

Yoshida T, Ohno-Matsui K, Ichinose S et al.: The potential role of amyloid beta in the pathogenesis of age-related macular degeneration. J Clin Invest. 2005; 115 (10): 2793–2800.

Kapitel 3: Die erkrankte Netzhaut – Stadien der Erkrankung

Die trockene Makuladegeneration und ihre Ursachen

Dasch B, Fuhs A, Meister A et al.: Association between classic cardiovascular risk factors and age-related maculopathy (ARM). Results of the baseline examination of the Munster Aging and Retina Study (MARS). Ophthalmologe. 2005; 102 (11): 1057–1063.

Gold B et al.: Variation in factor B (BF) and complement component 2 (C2) genes is associated with age-related macular degeneration. Nat Genet. 2006; 38 (4): 458–462.

Kimura K, Isashiki Y, Sonoda S et al.: Genetic association of manganese superoxide dismutase with exudative age-related macular degeneration. Am J Ophthalmol. 2000; 130 (6): 769–773.

Klein R. J. et al.: Complement Factor H Polymorphism in Age-Related Macular Degeneration. Science. 2005; 308 (5720): 385–389.

Klettner A: Kontrolle und Wirkung – Zelluläre Mechanismen der VEGF-Expression. Ophthalmologische Nachrichten. 2007; 8.

Marx J: Genetics. A clearer view of macular degeneration. Science. 2006; 311 (5768): 1704–1705.

Nozaki M et al.: Drusen complement components C3a and C5a promote choroidal neovascularization. Proc Netl Acad Sci USA. 2006; 103 (7): 2328–2333.

Patel N, Ohbayashi M, Nugent AK: Circulating anti-retinal antibodies as immune markers in age-related macular degeneration. Immunology. 2005; 115 (3): 422–430.

Simoionescu C, Birau C: Morphopathological study in age related macular degeneration. Oftalmologia. 2005; 49 (2): 104–112.

Sivaprasat S, Chong NV: The complement system and age-related macular degeneration. Eye. 2006; 20: 867–872.

Umeda S, Suzuki MT, Okamoto H: Molecular composition of drusen and possible involvement of anti-retinal autoimmunity in two different forms of macular degeneration in dynomolgus monkey (Macaca fascicularis). FASEB. 2005; 19 (12): 1683–1685.

Vine AK, Stader J, Branham K et al.: Biomarkers of cardiovascular disease as risk factors for age-related macular degeneration. Ophthalmology. 2005; 112 (12): 2076–2080.

Wiggs JL: Complement factor h and macular degeneration: the genome yields an important clue. Arch Ophthalmol. 2006; 124 (4): 577–578.

Teil II, Kapitel 5 und 6: Die konventionelle Therapie der Makuladegeneration

Schmitz-Valckenberg S, Fleckenstein M et al.: Therapieansätze bei atrophischer altersbedingter Makuladegeneration. Zeitschrift für praktische Augenheilkunde. 2009; 30: 115–120.

Lasertherapie der feuchten Makuladegeneration

Roider J: Retina-sparing laser treatment of occult CNV by vitrectomy and localised detachment of the macula. Graefes Arch Clin Exp Ophthalmol. 2001; 239: 495–500.

Photodynamische Therapie (PDT)

Azab M, Boyer DS, Bressler NM et al.: Verteporfin therapy of subfeoveal minimally classic choroidal neovascularization in age-related macular degeneration: 2-year results of a randomized clinical trial. Arch Ophthalmol. 2005; 123 (4): 448–457.

TAP Study Group: Photodynamic therapy of subfoveal choroidal neovascularization in age-related macular degeneration with verteporfin: one-year-results of 2 randomized clinical trials – TAP report. Treatment of age-related macular degeneration with photodynamic therapy Arch Ophthalmol. 1999; 117: 1329–1345.

Die medikamentöse Behandlung der feuchten Makuladegeneration

Anecortave Acetate Clinical Study Group: Anecortave acetate as monotherapie for treatment of subfoveal neovascularization in age-related macular degeneration: twelve month clinical outcomes. Ophthalmology. 2003; 110: 2372–2383.

Brown DM, Kaiser PK, Michels M et al.: Ranibizumab versus Verteporfin for Neovaskular Age-Related Macular Degeneration. N Engl J Med. 2006; 355: 1432–1444.

Gerste R: Think beyond the eye – Augenärzte und Kardiologen stehen vor einer gemeinsamen Herausforderung: Was am Auge hilft, darf anderenorts nicht schaden. Ophthalmologische Nachrichten. 2008; 6 (Kongressausgabe).

Holz FG, Tadayoni R, Beatty S et al.: Multi-country real-life experience of anti-vascular endothelial growth factor therapy for wet age-related macular degeneration. Br J Ophthalmol. 2015; 99 (2): 220–226.

Maier M, Feucht N, Huebner M, Lohmann C: Klinische Erfahrungen in der Anwendung von Pegaptanib bei der Behandlung der exsudativen AMD. Klin Monatsbl Augenheilkd. 2008; 225: 582–587.

MARINA-Studie/ Rosenfeld PJ et al.: Ranibizumab for Neovaskular Age-Related Macular Degeneration. NEJM. 2006; 355: 1419–1431.

Rofagha S, Bhisitkul RB, Boyer DS et al.: Seven-year outcomes in ranibizumab-treated patients in ANCHOR, MARINA, and HORIZON: a muliticenter cohort study (SEVEN-UP). Ophthalmology. 2013; 120: 2292–2299.

Schmidt-Erfurth U, Chong V, Loewenstein A et al.: Guidelines for the management of neovascular age-related macular degeneration by the European Society of Retina Specialists (EURETINA). Br J Ophthalmol. 2014; 98: 1144–1167.

Stellungnahme der DOG, der Retinologischen Gesellschaft und des Berufsverbandes der Augenärzte Deutschlands. Die ANTI-VEGF-Therapie bei der neovaskulären altersabhängigen Makuladegeneration: Therapeutische Strategien. Stand: November 2014.

Rheopherese

Brunner R, Widder RA, Walter P et al.: Influence of membrane differential filtration on the natural course of age-related macular degeneration: a randomized trial. Retina. 2000; 20 (5): 483–491.

Ophthalmologische Nachrichten: Rheopherese bei altersabhängiger Makuladegeneration. Arch Ophthalmol. 2005; 123: 765–773.

Pulido JS. Multicenter Investigation of Rheopheresis for AMD (MIRA-1) Study Group: Multicenter prospective, randomized, double-masked, placebo-controled study of Rheopheresis to treat nonexudative age-related macular degeneration: interim analysis. Trans Am Ophthalmol Soc. 2003; 100: 85–106; discussion 106–107.

Chirurgische Eingriffe

Abdel-Meguid A, Lappas A, Hartmann K et al.: One year follow up of macular translocation with 360 degree retinotomy in patients with age related macular degeneration. Br J Ophthalmol. 2003; 87: 615–621.

Algvere PV, Berglin L, Gouras P et al.: Transplantation of RPE in age-related macular degeneration observations in disciform lesions and dry RPE atrophy. Graefe's Arch Clin Exp Ophthalmol. 1997; 235: 149–158.

Strahlentherapie

Stellungnahme der DOG, der retinologischen Gesellschaft und des Berufsverbandes der Augenärzte zur Strahlentherapie bei neovaskulärer altersabhängiger Makuladegeneration. Stand: Juni 2015.

Teil III, Kapitel 7: Komplementäre Augenheilkunde

Verschlackung der Grundsubstanz

Howes KA, Liu Y, Dunaief JL et al.: Receptor for advanced glycation end products and age-related macular degeneration. Invest Ophthalmol Vis Sci. 2004; 45 (10): 3713–3720.

Michalsen A: Spezifische Wirkeffekte des therapeutischen Fastens oder Heilfastens – Gibt es einen fasteninduzierten Abbau von Schlackenproteinen? Jahrbuch 11 (2004) der Karl und Veronica Carstens-Stiftung. Essen: KVC; 2005: 39–45.

Kapitel 8: Methoden der komplementären Diagnostik

Vergiftung mit Pflanzenschutzmitteln und Schwermetallen

Dantzig P: Parkinson's Disease, Macular Degeneration and Cutaneous Signs of Mercury Toxicity. Journal of Occupational and Environmental Medicine. 2006; 48 (7): 656.

Erie JC, Butz JA, Good JA et al.: Heavy metal concentrations in human eyes. Am J Ophthalmol. 2005; 139 (5): 888–893.

Kamel F et al. Retinal degeneration in licensed pesticide applicators. Am J Industr Med. 2000; 37 (6): 618–628.

Ophthalmologische Nachrichten: Fungizide können Netzhaut schädigen. Am J Epidemiol. 2005; 161: 1020–1029.

Percy ME, Kruck TP, Poque AL, Lukiw WJ: Towards the prevention of potential aluminium toxic effects and an effective treatment for Alzheimer's disease. J Inorg Biochem. 2011; 105 (11):1505–1512.

Schüler B: „Umweltgifte und Auge – Beispiele aus der Praxis", Vortrag im Rahmen der Tagung der Deutschen Gesellschaft für Ganzheitliche Augenheilkunde DGGA auf der 37. Medizinischen Woche Baden-Baden; 2003.

Xiao F, LiKXG, Zhang XY, Hon JD, Lin LF, Gao Q, Luo HM: Combined administration opf D-galactose and aluminium induces Alzheimer-like lesions in brain. Neurosci. Bull. 2011; 27 (3): 143–155.

Laboruntersuchungen: Homozystein

Axer-Siegel R, Bourla D, Ehrlich R et al.: Association of neovascular age-related macular degeneration and hyperhomocysteinemia. Am J Ophthalmol. 2004; 137 (1): 84–89.

Coral K, Raman R, Rathie S et al.: Plasma homocysteine and total thiol content in patients with exudative age-related macular degeneration. Eye. 2006; 20 (2): 203–207.

Nowak M, Szapska B, Swietochowska E et al.: Blood concentration of homocysteine, vitamin B (12), and folic acid

in patients with exudative age related macular degeneration. Klin Oczna. 2004; 106 (3 Suppl): 429–430.
Nowak M, Swietochowska E, Wielkoszynski T et al.: Homocysteine, vitamin B12, and folic acid in age-related macular degeneration. Eur J Ophthalmol. 2005; 15 (6): 764–767.
Seddon JM, Gensler G, Klein ML, Milton RC: Evaluation of Plasma Homocysteine and Risk of Age-Related Macular Degeneration. Am J Ophthalmol. 2005; 141: 201–203.

Oxidativer Stress und Nährstoffstatus

Bunce GE: Nutrition and the eye disease of the elderly. J Nutr Biochem. 1994; 5: 66.
EDSCCG: Antioxidant status an neovascular age related macular degeneration. Arch Ophthalmol. 1993; 111: 104–109.
Lu H, Hunt DM, Ganti R et al.: Metallothionein protects retinal pigment epithelial cells against apoptosis and oxidative stress. Exp Eye Res. 2002; 74 (1): 83–92.
Marin-Castano ME, Csaky KG, Cousins SW: Nonlethal oxidant injury to human retinal pigment epithelium cells causes cells causes cell membrane blebbing but decreased MMP-2 activity. Invest Ophthalmol Vis Sci. 2005; 46 (9): 3331–3340.

Kapitel 9: Die komplementäre Therapie der Makuladegeneration

Durchblutungsförderung durch Pflanzen und ihre Inhaltsstoffe

Chung HS, Harris A, Kristinsson JK et al.: Ginkgo biloba extract increases ocular blood flow velocity. J Ocul Pharmacol Ther. 1999; 15 (3): 233–240.

Koscielny J, Radtke H, Hoffmann KH et al.: Fagorutin-Tee bei chronisch venöser Insuffizienz (CVI). Zeitschrift für Phytotherapie. 1996; 17: 147–159.

Durchblutungsförderung durch die großen Eigenblutbehandlungen (UVB und HOT)

Schüler B: Vortrag der Ergebnisse einer Studie an 32 Patienten auf der 34. Medizinischen Woche Baden-Baden vom 31.10.2000, im Rahmen der Vortragstagung der Deutschen Gesellschaft für Ganzheitliche Augenheilkunde DGGA.

Regulation durch Akupunktur

Litscher G: Akupunktur auf dem Prüfstand der Wissenschaft – Hirnforschung entmystifiziert chinesische Heilmethode mit High Tech-Verfahren. Festvortrag, Jahrestagung der österreichischen Gesellschaft für zerstörungsfreie Prüfung, 6.3.2002, Graz.

Litscher G, Wang L, Yang NH, Schwarz G: Ultrasound-monitored effects of acupuncture on brain and eye. In:

Litscher G, Cho ZH (Eds.): Computer-controlled acupuncture (CCA). Lengerich: Papst Science Publishers; 2000: 36–44.

Schüler B: Akupunktur bei AMD, Ausblick und spezielle Hinweise auf Therapieblockaden. Vortrag auf der 34. Medizinischen Woche Baden-Baden vom 31.10.2000, im Rahmen der Vortragstagung der Deutschen Gesellschaft für Ganzheitliche Augenheilkunde DGGA.

Zufuhr von Vitaminen und Nährstoffen

Age-related Eye Disease Study Research Group: A randomized, placebo-controlled, clinical trial of high-dose supplementation with vitamins C and E, beta carotene, and zinc for age-related macular degeneration and vision loss. Arch. Ophthalmol. 2001; 199 (10): 1417–1436.

AERDS2 Group. Lutein and zeaxanthin and omega-3-fatty-acids for age-related Macular degeneration: the Age-Related Eye Disease Study 2 randomized clinical trial. JAMA. 2013; 309: 2005–2015.

Aktuelle Stellungnahme der Stellungnahme der DOG, der retinologischen Gesellschaft und des Berufsverbandes der Augenärzte zu Nahrungsergänzungsmittel bei altersabhängiger Makuladegeneration (AMD). Stand: Oktober 2014.

Augustin AJ (Hrsg.): Nutrition and the eye. Developments in ophthalmology. Basel: Karger; 2005.

Bitzer MB: Antioxidantien-Mangel und viel Sonnenlicht erhöhen AMD-Risiko. Klin Monatsbl Augenheilkd. 2009: 226.

Chakravarthy U, Beatty S, Stevenson M et al.: Functional and Morphological Outcomes in the CARMA Clinical trial; invest. Ophthalmol. Vis Sci. 2009; 50: E-Abstract 1257.

Chew EY, Clemons TE, Agron E et al.:Age-related eye disease study research group: long-term effects of vitamins c and e, b-carotene, and zinc on age-related macular degeneration: AREDS report no. 35. Ophthalmology. 2013; 120 (8): 1604–1611.

Chong EW, Robman LD, Simpson JA et al.: Fat consumption and its association with age-related macular degeneration. Arch Ophthalmol. 2009; 127 (5): 674–680.

Christen WG, Schaumberg DA, Glynn RJ, Buring JE: Dietary omega-3-fatty acid and fish intake and incident age-related macular degeneration in women. Arch Ophthalmol. 2011; 129 (7): 921–929.

Clemons, TE, Sangiovanni JP et al.: Secondary analysis of the effects of lutein/zeaxanthin on age-related macular degeneration pregression: AREDS2 report No. 3. JAMA Ophthalmol. 2014; 132 (2):142–149.

Christen WG, Glynn RJ, Chew EY et al.: Folic Acid, Pyridoxine, and Cyanocobalamin Combination Treatment and Age-Related Macular Degeneration in Women (The Women's Antioxidant and Folic Acid Cardiovascular Study). Arch Intern Med. 2009; 169: 335–341.

Downie LE, Keller PR: Nutrition and age-related macular degeneration: Research evidence in Practice. Optom Vis Sci 2014; 91: 821-831.

Evans JR, Lawrenson JG: A review of the evidence for dietary interventions in preventing or slowing the progression of age-related macular degeneration. Ophthalmic Physiol Opt. 2014; 34 (4): 390–396.

Fletscher RH, Fairfield KM: Vitamins for chronic disease prevention in adults: Clinical applictions. JAMA. 2002; 287: 3127–3129.

Fletcher AE, Bentham GC, Agnev M et al.: Sunlight Exposure, Antioxidants, and Age-Related Macular Degeneration. Arch Ophtalmol. 2008; 126: 1396–1403.

Georgiou T, Prokopiou E: The new Era of omega-3-fatty acids supplementation: therapeutic effects on dry age-related macular degeneration. J Stem Cells. 2015; 10 (3): 205–215.

Kaarniranta K, Salminen A: NF-kappaB signalling as a putative target for omega-3-metabolites in the prevention of age-related macular degeneration (AMD). Exp Gerontol. 2009; 44 (11): 685–688.

Merle BM, Benlian P, Puche N, Bassols A, Delcour C, Souied EH; Nutritional AMD treatment 2 study group: circulating omega-3 fatty acids and neovascular age-related macular degeneration. Invest Ophthalmol Vis Sci. 2017; 5 (3): 2010–2019.

Mori, TA, Watts GF, Burke V et al.: Differential effects of eicosapentaenoic acid and docosahexaenoic acid on vascular reactivity of the forearm microcirculation in hyper lipidemic, overweight men. Circulation. 2000; 102 (11): 1264–1269.

Richer S, Stiles W, Statkute L et al.: Double-masked, placebo-controlled, randomized trial of lutein and antioxidant supplentation in the intervention of atrophic age-related macular degeneration. The Veterans LAST study (Lutein Antioxidant Supplementation Trial). Optometrie. 2004; 75: 216–230.

Sangiovanni JP, Agron E et al.: Age-related eye-disease-study-group: omega-3-long-chain-polyunsaturated fatty acid intake and 12-y incidence of neovascular age-related macular degeneration and central geographic atrophy: AREDS report 30, a prospective cohort study from the age-related eye disease study. Am J Clin Nutr. 2009; 90 (6): 1601–1607.

Schleicher M, Weikel K, Garber C, Taylor A: Diminishing Risk for Age-Related Macular Degeneration with Nutrition: A Current View. Nutrients. 2013; 5: 2405–2456.

Schütt F, Kopitz J, Yu A, Welge-Lüssen U: Pathomechanismen der Alterung des RPE und prophylaktische Therapieoptionen im Hinblick auf die AMD. Klin Monatsbl Augenheilkd. 2008; 225: 548–554.

Trieschmann M, Spital G, Lommatzsch A et al.: Macular pigment: quantitative analysis on autofluorescence images. Graefes Arch Clin Exp Ophthalmol. 2003; 241 (12): 1006–1012.

Trieschmann M, Beatty S, Nolan JM et al.: Changes in macular pigment optical density and serum concentrations of its constituent carotenoids following supplemental lutein and zeaxanthin: The LUNA Study. Experimental Eye Research. 2007; 84 (4): 718–728.

Van Leeuwen R, Boekhoorn S, Vingerling JR, et al. Dietary intake of antioxidants and risk of age-related macular degeneration. JAMA. 2005; 294: 3101–3107.

Zampatti S, Ricci F, Cusumano A et al.: Review of nutrient actions on age-related macular degeneration. Nutr Res 2014; 34: 95-105.

Kapitel 10: Ernährung bei Makuladegeneration

Chong EWT, Simpson JA, Robman LD et al.: Red Meat and Chicken Consumption and Its Association With Age-related Macular Degeneration. Am J Epidemiol. 2009; 169 (7): 867–876.

Cox CL, Stanhope KL et al.: Consumption of fructose-sweetened beverages for 10 weeks reduces net fat oxidation and energy expenditure in overweigt/obese men and women. Europ J Clin Nutr. 2012; 66 (2): 201–208.

Johnson RJ et al.: Potential role of sugar (fructose) in the epidemic of hypertension, obesity and themetabolic syndrome, diabetes, kidney disease and cardiovascular disease. Am J Clin Nutr. 2007; 86 (4): 899–906.

Skoog SM, Bharucha AE. Dietary fructose and gastrointestinal symptoms: a review. Am J Gastroenterol. 2004; 99 (10): 2046–2050.

Bild- und Abbildungsnachweis

Frederik Betsch, Essen: Portrait S. 208

Dr. Ursula Klein, Essen: S. 12, 27 (oben), 54

privat: S. 34

Dr. Brigitte Schüler, Essen: S. 9, 19, 23, 24, 27 (unten), 28, 45, 82

Prof. Dr. Ilse Strempel: S. 6, 8

Syda Productions: Titelfoto (Cover)

Die Autorin

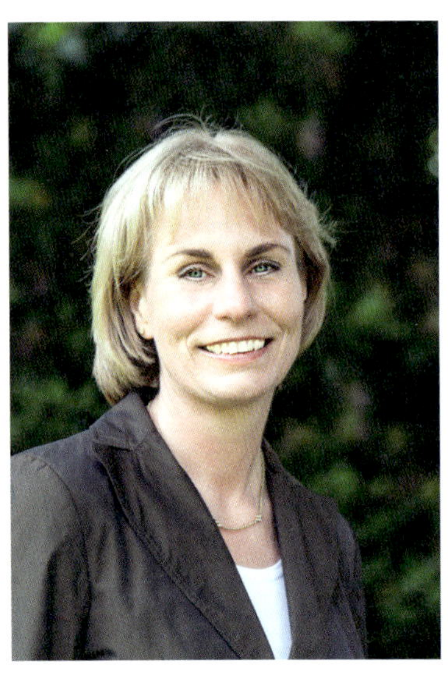

Frau Dr. med. Brigitte Schüler, geb. 1963, ist seit 1995 als Fachärztin für Augenheilkunde tätig, seit 1997 in eigener Praxis.

Ihr Medizinstudium in Essen schloss sie im Jahre 1989 ab. Im Jahre 1985 begann sie mit wissenschaftlichen Arbeiten zu Anwendungen von Laserbehandlungen der Netzhaut und beendete diese im Jahr 1989 mit der Promotion. Die Zeit der medizinischen Weiterbildung verbrachte sie zunächst in der Chirurgie und der Inneren Medizin. Im Jahre 1991 begann sie ihre Weiterbildung im Fachgebiet Augenheilkunde, die sie 1995 abschloss.

Danach beendete sie erfolgreich die Weiterbildungen in Naturheilverfahren, Akupunktur, orthomolekularer Medizin und Elektroakupunktur (bis zum Master-Diplom). Sie hält komplementärmedizinische Vorträge für Ärzte und Laien und ist Mitautorin eines Lehrbuches für Komplementäre Augenheilkunde.

Wörterbuch

Aderhaut: stark durchblutetes Gefäßnetz unterhalb der Netzhaut

AGEs (Advanced Glycation End Products): schädliche Stoffwechselendprodukte, chemische Verbindung von Zuckern mit Eiweißen, die für eine Vielzahl von Erkrankungen mitverantwortlich gemacht werden

Akkumulation: Ansammlung, Anhäufung

Amalgam: Zahnfüllungsmaterial mit hohem Quecksilberanteil

Amslergitter: Testkarte aus kleinen Quadraten, deckt Frühsymptome der Makuladegeneration auf

Angina pectoris: schmerzhafte Verengung der Herzkranzgefäße, die zu einer mangelnden Durchblutung des Herzens führt

Angiogenese-Faktor: hormonähnlicher Stoff, der von der Pigmentschicht ausgeschüttet wird; er führt zur Neubildung von Gefäßen, wodurch die trockene in die feuchte Form der Makuladegeneration übergeht.

Antimykotika: pharmazeutisches Mittel gegen Pilzbefall, z. B. Nystatin

Bioresonanz: Ausleittherapie auf der Basis körpereigener Schwingungen

Blockade: Störung der Entgiftung und Regulation

Blutfette: Man unterscheidet Triglyceride und Cholesterin. Cholesterin wird in schädliches LDL- und unschädliches HDL-Cholesterin unterteilt. LDL-Cholesterin fördert die Arterienverkalkung.

Cadmium: Schwermetall, Umweltgift

Carotinoide: gelbe Farbstoffe mit Vitamincharakter; dazu gehören unter anderem β-Carotin, Lutein und Zeaxanthin.

Chelatbildner (DMPS): Substanzen, die eine chemische Verbindung mit Schwermetallen (Amalgam, Quecksilber) eingehen; dienen der Ausscheidung von Schwermetallen

Cholesterin: siehe Blutfette

Darm assoziiertes Immunsystem: Prägung der weißen Blutkörperchen (Lymphozyten) im Darm, abhängig von gesunder Darmflora

Darmflora: Keimbesiedlung des Darmes; wichtige Keime sind Lactobazillen und Bifidobakterien

Darmsanierung: medikamentöse Behandlung des Darmes zur Förderung der gesunden Darmflora

Dialyse: maschinelle Blutreinigung, „künstliche Niere“, angewandt bei Nierenversagen

Drusen: Ablagerung von Schlackenstoffen unterhalb der Pigmentschicht; Frühveränderung der Makuladegeneration

Elektroakupunktur: Ableitung körpereigener Schwingungen zu diagnostischen Zwecken

Fovea (Sehgrube): Stelle schärfsten Sehens

Freie Radikale: kleine reaktionsfreudige Stoffwechselprodukte, die unter dem Einfluss von Sauerstoff an Stellen erhöhten Vitaminbedarfs (oxidativer Stress) entstehen; sie sind vor allem für den Alterungsprozess zuständig.

Glaukom: Grüner Star

Homozystein: im Eiweißstoffwechsel entstehende Substanz, die zu Gefäßverschlüssen führen kann

Katarakt: Grauer Star, Alterstrübung der Augenlinse

Komplexmittel: Kombination mehrerer homöopathischer Einzelmittel in einem Medikament

Laser: Lichtstrahlung mit extrem hoher Energiedichte, wird zur Therapie der feuchten Makuladegeneration eingesetzt

Legierung: Edelmetallverbund für Zahnfüllungen, z. B. Goldlegierung

Makula: Stelle des schärfsten Sehens in der Netzhautmitte

Makulaödem: Ansammlung von Flüssigkeit in der Makula

Melanin: Farbstoff mit hoher Wirksamkeit gegen oxidativen Stress; in hoher Konzentration in Pigmentzellen vorhanden

Meridian: Energieleitlinie, auf der sich nach der chinesischen Lehre Akupunkturpunkte befinden

Mikronährstoffe: alle orthomolekularen Substanzen wie Vitamine, Mineralstoffe und Spurenelemente, Fettsäuren und Aminosäuren

Mitochondrium: kleine Abteilungen („Kraftpakete") in Körperzellen, in denen Energie gewonnen wird

Netzhaut: aus vielen Lagen von Nervenzellen bestehende Schicht zur Sehwahrnehmung

Niereninsuffizienz: Störung der Entgiftungsleistung der Niere; im fortgeschrittenen Stadium (Nierenversagen) der Erkrankung wird das Blut über die Dialyse gereinigt.

Oxidativer Stress: erhöhter Vitaminbedarf eines Gewebes, s. freie Radikale

Palladium: Schwermetall in Goldlegierungen zur Zahnfüllung

Pestizide: Pflanzenschutzmittel, Umweltgifte

Photorezeptoren: Sehzellen, Stäbchen und Zapfen

Pigment = Farbstoff

Pigmentschicht: stoffwechselaktive und die Netzhaut versorgende Zellschicht

Psychopharmaka: Medikamente gegen psychische Störungen, beispielsweise Antidepressiva

Rheopherese: dialyseähnliches Verfahren, bei dem große Eiweißteilchen aus dem Blut entfernt werden; verbessert die Fließeigenschaften des Blutes.

Sehpurpur: Vitamin A gebunden an körpereigenes Eiweiß, wird beim Sehprozess verbraucht

Sehzellen: Stäbchen und Zapfen, Photorezeptoren
Stäbchen: Sehzellen für das Schwarz-Weiß-Sehen
Umweltgifte: Schadstoffe aus der chemischen Industrie, Schwermetalle, Insekten- und Pflanzenschutzmittel
Urtinktur: medikamentöse Aufbereitung von Substanzen, die als Ausgangsstoff zur Herstellung homöopathischer Arzneien verwendet wird
Verschlackung: Ablagerung von Stoffwechselschlacken in der Grundsubstanz
Zapfen: Sehzellen für die Farbwahrnehmung

Die Buchreihe Naturheilkunde fundiert im KVC Verlag

Martin Müller-Stahl
Natürlich zu Fuß – Gesund unterwegs im Alltag und beim Wandern (2008)

Martin Müller-Stahl, Dirk-Ingo Wolfrum
Motivation zur Hoffnung, für Krebskranke, Angehörige, Pflegende und Ärzte (3. Auflage 2014)

Anna Paul, Andreas Michalsen (Hrsg.)
Natürlich herzgesund – Ein Ratgeber für Menschen mit koronarer Herzkrankheit (2008)

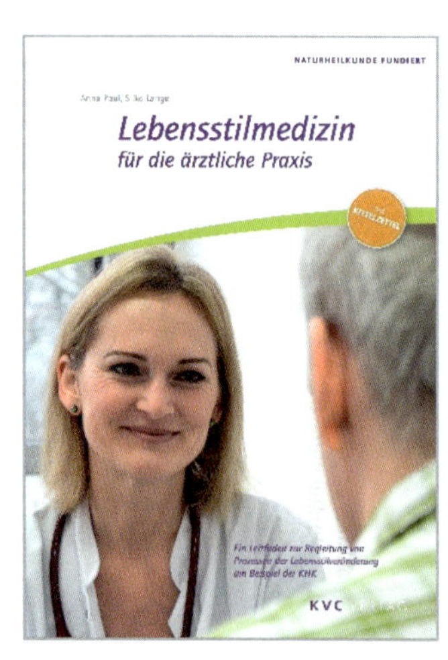

Anna Paul, Silke Lange
Lebensstilmedizin für die ärztliche Praxis – Ein Leitfaden zur Begleitung von Prozessen der Lebensstilveränderung am Beispiel der KHK (2013)

Brigitte Schüler
Altersabhängige Makuladegeneration – Naturheilkundliche Hilfe zur Vorbeugung und Behandlung (3. Auflage 2017)

Ilse Strempel
Keine Angst vor Grünem Star – Ein Buch für Patienten: Ursachen – Hintergründe – Begleittherapie, mit Entspannungs-CD (5. Auflage 2017)

Ilse Strempel
Das andere Augenbuch. Seele und Sehen – ein Leitfaden für Betroffene (2. Auflage 2011)

Michael Teut, Beate Maul, Thomas Rampp, Fransiscus Sulistyo
Das KinderWunschBuch – IVF, Naturheilkunde, Homöopathie und TCM bei unerfülltem Kinderwunsch (2. Auflage 2008)

Carstens-Stiftung : Natur und Medizin
Erforschen. Erklären. Erleben

Ob Pflanzenheilkunde, Akupunktur, Homöopathie oder Blutegeltherapie – die Komplementärmedizin ist sehr vielseitig.

Wichtig dabei ist, genau zu wissen, welches Therapieverfahren bei welchen Krankheiten helfen kann. Antworten auf Ihre Fragen zur Naturheilkunde und Homöopathie gibt die Carstens-Stiftung : Natur und Medizin. Die Stiftung mit Sitz in Essen setzt sich bereits seit über dreißig Jahren dafür ein, dass Naturheilkunde und Homöopathie in der Medizin stärker verankert werden.

Die Carstens-Stiftung : Natur und Medizin ist auf die Unterstützung ihrer Fördermitglieder angewiesen – um Forschung zu fördern und Patienten unabhängig und fundiert beraten zu können.

Ihren Auftrag, Forschungsarbeiten zu veröffentlichen und ihre Ergebnisse verständlich aufzubereiten, nimmt die Carstens-Stiftung : Natur und Medizin sehr ernst. Denn nur so kann die Bevölkerung fundiert über die Möglichkeiten der Komplementärmedizin informiert werden. Dazu wurde 1998 der KVC Verlag gegründet und auf diesem Weg ein individuelles Profil für die Veröffentlichungen geschaffen.

Eine Mitgliedschaft bei Natur und Medizin e. V. lohnt sich in jedem Fall: Die sechsmal im Jahr erscheinende Mitgliederzeitschrift informiert zu spannenden Themen aus der Komplementärmedizin, gibt Selbsthilfe-Tipps und stellt aktuelle Forschungsergebnisse vor. Als besondere Leistung bietet das Team der Carstens-Stiftung : Natur und Medizin ihren Mitgliedern ein exklusives Ratgeberangebot, einen Recherche-Service zu individuellen Indikationen und Therapiemöglichkeiten an. Außerdem finanziert die Stiftung regelmäßig Veranstaltungen und Vorträge. Eine Mitgliedschaft gibt es schon ab 42 Euro im Jahr.

Weitere Informationen und Aufnahmeunterlagen erhalten Sie unter:
Carstens-Stiftung : Natur und Medizin, Am Deimelsberg 36, 45276 Essen,
Tel: 0201/56305 70, www.naturundmedizin.de